Carl-Auer

Gunther Schmidt

Einführung in die hypnosystemische Therapie und Beratung

Elfte Auflage, 2024

Über den Autor

Gunther Schmidt, Dr. med., Dipl. rer. pol., Facharzt für psychosomatische Medizin und Psychotherapie, ist Ärztlicher Direktor der sysTelios Privatklinik für Psychotherapie und psychosomatische Gesundheitsentwicklung sowie Leiter des Milton-Erickson-Instituts Heidelberg. Er ist Mitbegründer des Heidelberger Instituts für systemische Forschung und Beratung, der Internationalen Gesellschaft für Systemische Therapie (IGST), des Carl-Auer-Verlags, des Helm-Stierlin-Instituts in Heidelberg und des Deutschen Bundesverbands Coaching (DBVC), Ausbilder der MEG, Lehrtherapeut, Lehrender Supervisor der SG und der DGSF sowie Senior Coach des DBVC. 2011 erhielt er den Life Achievement Award der Weiterbildungsbranche, 2014 den MEG-Preis, 2015 den Coaching Award der deutschen Coaching Convention und 2017 den winwinno-Preis der Fördergemeinschaft Mediation DACH e.V., Deutschland, Austria, Schweiz.

Reihengestaltung: Uwe Göbel
Umschlaggestaltung: Heinrich Eiermann
Satz: Verlagsservice Hegele, Heiligkreuzsteinach
Printed in Germany
Druck und Bindung: CPI books GmbH, Leck

FSC www.fsc.org MIX Papier | Fördert gute Waldnutzung FSC® C083411

CPI klimaneutral Mehr Bäume. Weniger CO_2

Elfte Auflage, 2024
ISBN 978-3-89670-470-2 (Printausgabe)
ISBN 978-3-8497-8254-2 (ePUB)

Bibliografische Information der Deutschen Nationalbibliothek:
Die Deutsche Nationalbibliothek verzeichnet diese Publikation in der Deutschen Nationalbibliografie; detaillierte bibliografische Daten sind im Internet über http://dnb.d-nb.de abrufbar.

Informationen zu unserem gesamten Programm, unseren Autoren und zum Verlag finden Sie unter: **https://www.carl-auer.de/**.
Dort können Sie auch unseren Newsletter abonnieren.

Carl-Auer Verlag GmbH
Vangerowstraße 14 • 69115 Heidelberg
Tel. +49 6221 6438-0 • Fax +49 6221 6438-22
info@carl-auer.de

Inhalt

1. Der hypnosystemische Ansatz

Den Begriff „hypnosystemisch“ habe ich um das Jahr 1980 vorgeschlagen, um ein Modell zu charakterisieren, das versucht, systemische Ansätze für Psychotherapie und Beratung (Coaching, Teamentwicklung, Organisationsentwicklung) mit den Modellen der kompetenzaktivierenden Erickson'schen Hypno- und Psychotherapie zu einem konsistenten Integrationskonzept auszubauen (welches auch hilfreiche Aspekte aus anderen Ansätzen mit einbezieht, die mit diesen Konzepten kompatibel sind und sie bereichern, z. B. aus Psychodrama, Körpertherapien u. a.). Inzwischen konnte dieses Modell zu einem umfassenden, sehr differenziert und flexibel einsetzbaren Interventions- und Beschreibungsansatz ausgebaut werden, wobei es durch tägliche Praxis und viele sehr wertvolle Rückmeldungen von KollegInnen und auch KlientInnen permanent weiterentwickelt wird. All die Erfahrungen, die wir und die durch Rückmeldungen Beitragenden machen, sowohl in ambulanten als auch in stationären, sowohl in Non-Profit- als auch in Profit-Organisations-Kontexten, belegen sehr deutlich, dass man sehr differenziert, quasi mehr maßgeschneidert auf die einzigartigen Kulturen der jeweiligen Klientensysteme eingehen kann, als dies mit den traditionelleren Verfahren oder den „üblichen“ systemischen oder auch hypnotherapeutischen Ansätzen gelingt. Was spricht dafür, gerade die systemischen und die Erickson'schen Modelle zu integrieren?

Die Konzepte der Erickson'schen Hypnotherapiekonzepte und die modernen systemisch-konstruktivistischen Therapie- und Beratungsmodelle gehen, wenn dies auch bei oberflächlicher Betrachtung gerade in der Erickson'schen Arbeit nicht immer deutlich explizit sichtbar wird, von ähnlichen, teilweise völlig identischen Grundannahmen aus:

- In beiden werden alle Lebensprozesse als Ausdruck von regelhaften Mustern beschrieben. Unter „Muster“ wird dabei verstanden die Verkoppelung, Assoziation, Vernetzung von diversen so genannten Elementen des Erlebens. Damit sind z. B. gemeint Kognitionen, Verhaltensbeiträge, die Art der Kommunikation, emotionale Reaktionen, aber auch physiologische Reaktionen wie Atmung, Körperhaltung etc., ebenso Faktoren wie Ort, Zeit, Beteiligte einer Situation etc.

- Beide verstehen lebende Systeme als sich selbst organisierende, autopoietische Systeme. Zwar kannte Milton Erickson diesen Begriff noch nicht (die Zeit seines Wirkens lag etwas früher), in allen seinen Arbeiten seit den 1930er-Jahren hat er sich aber genau an Prinzipien orientiert, welche völlig den Erkenntnissen der Forschung über lebende Systeme als sich selbst autonom organisierende Systeme entsprechen, oft wesentlich konsistenter und konsequenter, als es die modernen Ansätze tun, welche sich ausdrücklich auf die Autopoiese als Basis beziehen.
- Beide gehen von fast identischem Verständnis dessen aus, wie Veränderung geschehen kann. Wenn Erleben (individuell und interaktionell) als Ausdruck von regelhaften Mustern dargestellt werden kann, also von Assoziationsnetzwerken, die ja immer wieder aktuell abgerufen werden, also nicht grundsätzlich in sich stabil sind, dann heißt Veränderung allgemein ausgedrückt nichts anderes als das Einführen von Unterschieden in diese Muster. Damit wirksame Veränderungen angeregt werden, muss dann auch nicht ein ganzes Muster verändert werden, sondern es genügt meist, Unterschiede in einem oder mehreren Elementen oder Verknüpfungsstellen in ihm einzuführen. Da ja ein Muster sich als Ausdruck eines Wechselwirkungsnetzwerks darstellt, werden dann nicht nur die direkt veränderten Elemente des Musters erfasst, sondern in Wechselwirkung das ganze Muster. Auch in dieser Perspektive gehen systemische und Erickson'sche Hypnotherapiekonzepte vom gleichen Verständnis aus. So ist es dann ja auch kein Wunder, dass die wichtigsten Interventionen der systemischen Arbeit über lange Jahre fast alle aus der Erickson'schen Hypnotherapie entliehen wurden (Weakland 1982).

Ein wichtiger Vorteil der hypnosystemischen Konzeption ist aber z. B. (im Vergleich zu den traditionelleren systemischen Konzepten, die sich aus der Familientherapie entwickelt haben), dass mit ihr nicht nur systematisches Arbeiten mit interaktionellen Mustern möglich ist, wie es uns der systemische Ansatz bietet. Mit „interaktionellen Mustern" sind insbesondere die Beiträge und Wechselwirkungen gemeint, die Beteiligte in Beziehungssystemen miteinander austauschen. Indem die hypnosystemische Konzeption diese wertvollen systemischen Instrumente mit dem sehr systematischen Blick auf internale, intrapsychische Musterdynamik verbindet, wie er in Grundansätzen in der kompetenzorientierten Erickson'sche Hypnotherapie angelegt ist und wie er jedenfalls aus ihr (wie weiter unten beschrieben wird) noch in praktisch sehr hilfreicher Weise weiter ausdifferenziert werden kann, wird ihr Beschreibungs-, Verständnis- und vor allem ihr Interventionsspektrum wesentlich vielfältiger und flexibler. So wird dann – viel mehr als dies mit den traditionellen systemischen Konzepten alleine möglich ist – ein geradezu maßgeschneidertes Eingehen auf die Einzigartigkeit der Menschen ermöglicht, mit denen gearbeitet wird.

Gerade die Erkenntnisse der Autopoieseforschung und der modernen Hirnphysiologie zeigen ja, dass die Einflüsse von Kontextbedingungen im System zwar sehr wichtig sind, ein individuelles lebendes System aber dennoch sein Erleben völlig autonom in seiner inneren, strukturdeterminierten Selbstorganisation bestimmt, also letztlich niemals zu einem bestimmten Erleben gezwungen werden kann („Es gibt keine instruktiven Interaktionen", Maturana 1982). Wenn wir also die moderne Hirnforschung und die Autopoiesekonzepte berücksichtigen wollen, haben wir aber zu beachten:

- die konzentrierte Arbeit mit dem inneren System der Selbstorganisation lebender Systeme und
- die systematische Beschäftigung und Nutzung aller Prozesse der Wechselwirkung zwischen der Organisation der Innenwelt und den Einflüssen der jeweiligen Umwelten, also Prozesse der Kopplung zwischen individuellen lebenden Systemen und ihren Umgebungskontexten.

Aus dem Wissen der Hypnotherapie (z. B. darüber, wie dort Erlebnisphänomene beschrieben werden) und durch Anleihen bei diversen Körpertherapiemethoden wie Psychodrama, Transaktionsanalyse und Gestalttherapie, aber auch Verhaltenstherapie (immer mit dem Ziel, diese auf ihre Wirkung hinsichtlich der Gestaltung von Aufmerksamkeitsfokussierung optimal zu nutzen) lassen sich viele sehr hilfreiche Strategien für die Beschreibung von internalen psychophysiologischen Mustern und für zielgerichtete Interventionen in diese Muster ableiten und weiterentwickeln.

Mit hypnosystemischen Interventionen können selbst bei als sehr schwer wiegend, „hartnäckig" und chronifiziert geltenden Problemen sowohl intrapsychisch als auch interaktionell zufrieden stellende Entwicklungen schnell, kostengünstig und nachhaltig angeregt werden. Ergebnisstudien, die wir seit 1997 an der *Fachklinik am Hardberg* in Siedelsbrunn durchgeführt haben (dort setzen wir diese Modelle in der

Abteilung *Systemisch-hypnotherapeutische Psychosomatik* auch stationär um), belegen dies (Herr 2002).

Ich selbst hatte zunächst mit Hypnotherapie gar nichts im Sinn. Ich hatte das Glück, ab 1974 bei Helm Stierlin an seiner *Abteilung für Familientherapie* der Universität Heidelberg mitarbeiten zu können und die Entwicklung zum systemischen Ansatz dort mitgestalten zu dürfen. Mein eigener Weg zu den Erickson'schen Konzepten kam zunächst zustande durch Hinweise von Helm Stierlin und dann dadurch, dass ich entdeckte, dass fast alle relevanten Interventionstechniken der damaligen systemischen Therapie (wie z. B. positive Konnotationen, Symptomverschreibungen etc.) ihre Wurzeln in der Erickson'schen Hypnotherapie haben. Ab 1977 lernte ich, zusammen mit meinem Freund Bernhard Trenkle, die Arbeit einiger direkter Schüler von Erickson (J. Zeig, S. Gilligan, P. Carter, S. und C. Lankton, E. Rossi) in Deutschland kennen. 1979 konnte ich dann noch bei Milton Erickson selbst lernen (in Phoenix, Arizona). Die Erfahrungen, die ich dort machte, haben mein gesamtes Denken und Handeln, damit natürlich auch mein Verständnis meiner Arbeit nachhaltig bis heute verändert. Die Anregungen von Milton Erickson waren auch der Anstoß für mich, das hypnosystemische Integrationsmodell zu entwickeln. In den 1980er-Jahren war es allerdings, auch im systemischen Feld, noch sehr schwierig, diese Ideen (z. B. durch Artikel u. Ä.) in die öffentliche Diskussion zu bringen. Ich erinnere mich an viele Beiträge, die ich auf Kongressen etc. vortrug und die zunächst als merkwürdige Exotik abgetan wurden. Sicher mehr als meine Arbeiten haben die äußerst wert- und verdienstvollen Beiträge von Steve de Shazer, Insoo Kim Berg und viele AutorInnen in deren Nachfolge dazu beigetragen, dass sich das Bild deutlich gewandelt hat.

Inzwischen hat sich die systemische Arbeit durch diese hypnosystemischen Ansätze nicht nur für mich sehr verändert. Die systemische Perspektive hat andererseits aber auch das Verständnis vieler Hypnotherapievorstellungen deutlich beeinflusst und verändert.

2. „Hypnose“ und „Trance“

Um die zentrale Essenz der hypnosystemischen Konzeption verdeutlichen zu können, halte ich es für sinnvoll, zunächst mit dem hypnotherapeutischen Teil und den Vorstellungen von „Hypnose“ und „Trance“ zu beginnen, bevor wir die Grundprämissen systemischer Arbeit erörtern.

Betrachtet man Erlebnisprozesse, die als Symptome oder gravierende, als leidvolle Probleme wahrgenommen werden, sind diese allesamt qualitativ dadurch gekennzeichnet, dass sich bei den betreffenden Menschen eine bewusste, willkürliche Erlebnisinstanz ein bestimmtes Erleben wünscht (z. B. Wohlbefinden, Freude, Sicherheit etc.), unwillkürliche körperliche und seelische Prozesse aber gravierend davon abweichen, dabei aber als wesentlich stärker erlebt werden als die willkürlichen Prozesse, sodass sich das „Ich“ quasi als diesen unwillkürlichen Prozessen ausgeliefertes Opfer empfindet. Es werden massive Inkongruenzen oder, wie z. B. Grawe (1998, 2004) als Begriff vorschlägt, Inkonsistenzen zwischen verschiedenen, synchron ablaufenden Teilbereichen der psychischen Prozesse erlebt. Für Therapie bzw. Beratung, die als professionelle Hilfe für die Befreiung von solchen ungewünschten Phänomenen angelegt ist, ist es deshalb von größtem Interesse, über Strategien zu verfügen, mit denen solche Antagonismen im Erleben konstruktiv aufgelöst und unwillkürliche Prozesse günstig beeinflusst werden können.

Genau dieser Aufgabenbereich, nämlich die gezielte Beeinflussung unbewusster und unwillkürlicher Prozesse, ist das zentrale Thema der Hypnotherapie – mit ihrem Erfahrungsschatz von mehreren hundert Jahren (nimmt man die schamanistischen Traditionen noch dazu, von einigen zehntausend Jahren) und einem sehr großen Repertoire an Strategien für die Beeinflussung unbewusster und unwillkürlicher Prozesse.

2.1 Typische Vorurteile und Mythen hinsichtlich „Trance“ und „Hypnose“

Obwohl dies in den letzten zehn Jahren deutlich weniger geworden ist, gibt es aber immer noch viele undifferenzierte und völlig abwegige Vorstellungen beim Thema „Hypnose“.

Schon dadurch, wie diese Begriffe meist verwendet werden, entsteht leicht Verwirrung. Mit dem Begriff „Hypnose“ werden in der hypnotherapeutischen Fachwelt üblicherweise alle die Interaktions- und Kommunikationsprozesse gemeint, die rituell eingesetzt werden (entweder als Fremd- oder Heterohypnose oder als Selbst- oder Autohypnose) mit dem Ziel, bestimmte Erlebnis- und Bewusstseinszustände anzuregen, also die Prozeduren zur Erzeugung dieser Bewusstseinszustände. Diese Bewusstseinszustände selbst werden dann meist als „Trance“ bezeichnet. „Trance“ meint also das gewünschte Ergebnis der Prozeduren, während als „Hypnose“ der Weg dorthin bezeichnet wird, „Hypnose“ meint also quasi das kommunikative, interaktionelle Transportmittel hin zu diesem Ergebnis.

Die (eher traditionellere, oft als klassische Hypnose bezeichnete) hypnotherapeutische Arbeit geht in ihrem Selbstverständnis generell davon aus, dass durch die Anwendung von Tranceinduktionen Menschen dabei unterstützt werden können, bisher vorherrschende Bewusstseinszustände, die mit viel Leid und dem Erleben von Symptomen, Problemen und Inkompetenzen einhergehen, intensiv zu verändern und alternative Bewusstseinszustände zu entwickeln, die in hilfreicher Weise die Symptome und Leid auflösen. Die Erickson'sche Hypnotherapie geht zwar auch von dieser Annahme aus, erweitert aber die Möglichkeiten, Bewusstseinszustände zu beeinflussen, in flexibler Weise um sehr viele indirektere hypnotherapeutische Strategien, die gar nichts mehr gemein haben mit den bekannten klassischen Induktionsritualen, sondern die hypnotherapeutische Erkenntnisse in übliche Arten der Gesprächsführung einbauen. Gerade für die Arbeit in Kontexten, in denen man nicht ohne Weiteres mit „offiziellen Tranceinduktionen“ arbeiten kann, wird sie deshalb besonders interessant und nützlich (ich werde weiter unten ihre Möglichkeiten ausführlich darlegen).

Die sehr hohe Effektivität hypnotherapeutischer Arbeit gilt heute als völlig unumstritten. Es gibt kaum ein Therapieverfahren, welches so gut auf Wirksamkeit hin beforscht wurde wie die Hypnotherapie. In mehreren hundert systematischen Untersuchungen zur Effektivität der Hypnotherapie konnte ihre sehr hohe Wirksamkeit eindeutig nachgewiesen werden (siehe z. B. Bongartz, Flammer u. Schwonke 2002; Revenstorf 2003).

Aber schon, was als „Trance“, und auch, was als „Hypnose“ bezeichnet wird, ist bei einem Überfliegen der wichtigsten Hypnoseliteratur keineswegs einheitlich. Für Laien erweisen sich die begrifflichen Bestimmungen als ziemlich konfusionierend.

Der Begriff „Hypnose“ wurde von James Braid (1846) vorgeschlagen, abgeleitet von dem griechischen Wort *hypnos* = „Schlaf“. Braid wählte diesen Begriff deshalb aus, weil viele Phänomene, die seine KlientInnen während der von ihm durchgeführten Induktionsprozeduren zeigten, ihn an schlafähnliche Zustände erinnerten.

Unter „Trance“ wird in unserer Kultur meist verstanden, dass sich jemand passiv-rezeptiv, kataleptisch, tief entspannt, ganz nach innen gerichtet, mit geschlossenen Augen intensiv absorbiert quasi in einer anderen als der üblichen Konsensus-Realitäts-Welt (also der „normalen“ Welt) erlebt, oft so „abwesend“ oder auch wie schlafend, sodass er danach, wenn er sich wieder in das „normale“ Alltagswachbewusstsein zurückorientiert, dafür eine Amnesie erlebt. Weiter wird meist aufgelistet, dass jemand eine sehr verzerrte Zeitwahrnehmung entwickelt (etwas wird als wesentlich länger dauernd erlebt, als es nach der Uhrzeit gemessen der Fall war, oder etwas wird als von wesentlich kürzerer Dauer erlebt), das Erlebte (z. B. eine Erinnerung) oft viel plastischer und intensiver empfunden als im üblichen so genannten Wachzustand. Als sehr häufiges und sehr wichtiges Phänomen wird genannt, dass die Fähigkeit zu plastisch-bildhaftem, imaginativem Erleben deutlich verstärkt sei. Daneben werden viele physiologische Änderungen aufgelistet, wie z. B. Veränderung des Schmerzempfindens (Analgesie bis hin zu Anästhesie), des Blutdrucks, der Hirnwellen (Alpha-Wellen im EEG nehmen zu), des Blutbilds und der Hormonregulation.

Hier noch einmal eine kurze Zusammenstellung einiger typischer Erlebnisphänomene, die üblicherweise als „Trancephänomene“ bezeichnet werden:

- Dissoziation
- Altersregression/Altersprogression
- Zeitverzerrung
- Amnesie/Hypermnesie
- Analgesie/Hyperalgesie
- Identifikation
- positive/negative Halluzination
- Katalepsie
- Tunnelvision/„Röhrenblick“
- innere Bilder, innere Sätze (unwillkürliche „Tonbandschleifen“).

Sehr detaillierte phänomenologische Beschreibungen solcher „Trance“-Zustände finden sich in allen klassischen Lehrbüchern zur Hypnose (siehe z. B. Kossak 1989; Bongartz u. Bongartz 2000).

Solche Trancezustände werden therapeutisch jeweils als Mittel eingesetzt mit dem Ziel, bestimmte gewünschte Ergebnisse zu unterstützen, z. B. Analgesie bei Schmerzen, Entspannung, Unterstützung bei der Entwöhnung im Zusammenhang mit Suchtproblemen, hilfreiche Imaginationen bei Ängsten etc. Bezogen auf die Konzepte der traditionellen, klassisch-autoritären Hypnosearbeit findet man in praktisch jedem Lehrbuch und auch in allen psychiatrischen Veröffentlichungen den Hinweis, dass z. B. bei schweren Depressionen, insbesondere aber bei schweren Persönlichkeitsstörungen und Psychosen Hypnose absolut kontrainduziert sei. Mit den kompetenzfokussierenden modernen Hypnotherapieverfahren der Erickson'schen Provenienz aber kann nachweislich mit sehr guten Erfolgen auch gerade in diesen als kontrainduziert definierten Bereichen gearbeitet werden. So liegen z. B. sowohl zur Behandlung von Depressionen (Yapko 1995) als auch zur Behandlung von Psychosen (Milzner 2001; Schmidt 2004) und zur Behandlung schwerer Traumata (Reddemann 2004; Watkins u. Watkins 2003) ebenso wie für die Behandlung massiver Essstörungen sehr differenzierte Arbeiten vor. (Wie sich die Erickson'schen Verfahren in zentraler Weise von den klassisch-autoritären Verfahren unterscheiden, wird im weiteren Verlauf der Arbeit gezeigt.)

> Laien stellen sich eine Hypnose meist so vor, dass dabei ein Experte von außen KlientInnen seine Vorstellungen von Entspannung, Ruhe, Schlaf o. Ä. und von Symptomfreiheit aufoktroyiert. Diese Art des Vorgehens wird z. B. von Gilligan (1991) als „autoritäre Hypnose“ bezeichnet. Ich nenne diese Art des Vorgehens „feudalistische Hypnose“, weil sie sich unter feudalistischen Herrschafts- und Beziehungsbedingungen entwickelt hat.

Allein schon für den Aspekt, der in solchen Vorstellungen von hypnotischen Prozeduren immer wieder auftaucht, nämlich den der „Führung“ durch den Suggestionen anbietenden „Experten“, der angeblich bestimmt, was dabei passiert, lässt sich aber klar sagen: Die Erkenntnisse der Autopoieseforschung (z. B. Maturana 1982; Maturana u. Varela 1987) und generell der modernen Hirnforschung belegen eindeutig, dass dies Vorurteile sind. Man kann letztlich niemand völlig dazu bringen oder zwingen, ein Angebot von außen gegen den eigenen Willen umzusetzen. Diese Zusammenhänge verdeutlicht z. B. auch G. Roth sehr eindrücklich, wenn er darauf hinweist, dass der assoziative Cortex wesentlich mehr Verbindungen innerhalb aufweist als nach außerhalb. Auf eine afferente oder efferente Faser kommen etwa fünf Millionen intracorticale Fasern. Allein im assoziativen Cortex gibt es wohl 500 Billionen Verbindungen. Daraus kann der Schluss gefolgert werden: „... dass sich dieses System auf Grund seiner hochgradigen Binnenverdrahtung im Wesentlichen mit sich selbst beschäftigt. Reize und Informationen dringen zwar von außen in das System hinein, und Erregungen verlassen es, aber dieser Effekt ist verschwindend klein gegenüber dem internen Geschehen“. Jede Fremdsuggestion wirkt nur als selbstgesteuert umgesetzte Idee.

Auf die geschichtlichen Aspekte der Entwicklung von Hypnose und Hypnotherapie will ich hier nicht weiter eingehen, da sie mir unwesentlich erscheinen für die Themen dieser Arbeit.

Das, was man unter „Trance“ versteht, muss viel differenzierter beschrieben werden, als dies die traditionellen und heute noch weit verbreiteten Beschreibungen in vielen Hypnoselehrbüchern tun: Wie weltweite anthropologische und ethnologische Studien zeigen, ist dieses seit ca. 250 Jahren speziell in Europa kultivierte Verständnis von Trance viel zu eng und zu einseitig (Bongartz u. Bongartz 2000; Goodman 1994). Die Arbeit mit Trance ist überall auf der Welt seit offenbar mindestens 10 000 Jahren wesentlicher Bestandteil praktisch jeder menschlichen Kultur und wurde und wird besonders für Heilungszwecke und religiöse Anlässe intensiv genutzt.

In Jäger-und-Sammler-Kulturen (die über die längsten Zeiträume der menschlichen Evolution die vorherrschenden Kulturen waren) werden z. B. kaum einmal Entspannungstrancen produziert, sondern solche mit viel Bewegung, sozialer Interaktion, mit optimaler körperlicher Spannung, Gesang und Tanz und niemals mit Amnesie etc. Dies lässt sich schlicht damit erklären, dass Trance immer schon ganz praktisch einfach nur ein Mittel zum Zweck für die sie Anwendenden war und bestimmten Zielen dienen sollte, in Jäger-und-Sammler-Kulturen eben der Vorbereitung erfolgreicher Jagd, auf der man es sicher nicht gebrauchen könnte, ganz entspannt die Aufmerksamkeit auf die eigenen Innenwelt zu richten.

Die bei uns meist mit „Trance“ assoziierten Zustände wie Katalepsie oder auch ein Erleben von solch massiver Dissoziiertheit, dass die betreffenden Personen das Erlebte eventuell als von außen kommend, nicht zu ihnen gehörend empfinden, treten typischerweise erst in Agrarkulturen mit dem Aufkommen von Kategorisierungen wie gut/böse etc. auf.

Was als „Trance“ erlebt, definiert und auch genutzt wird, liegt also keineswegs fest, sondern lässt sich jeweils nur kulturabhängig, allgemeiner gesagt, kontextabhängig beschreiben.

Die oben gezeigte in der westlichen Tradition seit dem 18. Jahrhundert immer wieder vorgenommene Art der Beschreibung und Definition von „Trancephänomenen“ allerdings macht bei näherer Betrachtung die Verwirrung keineswegs kleiner, da sich praktisch alle diese aufgelisteten Phänomene auch im üblichen Alltagserleben jedes Menschen finden lassen. Somit ist das auch überhaupt nichts Neues und muss nicht erst gelernt werden, da es von jedem Menschen ohnehin schon vielfach praktiziert wird. Das Phänomen „Analgesie“, das jeder Mensch z. B. sicher sehr gerne beim Zahnarzt nutzen würde, muss nicht erst gelernt werden. Jeder Mensch produziert es ständig. Wenn Sie z. B. irgendwo zuhören oder gerade diese Zeilen lesen oder ein Musikstück hören, werden Sie bestimmte Empfindungen nicht mehr wahrnehmen, z. B. nicht mehr *deutlich spüren*, wie sich die Armbanduhr an Ihrem Handgelenk *anfühlt* oder wie sich die Kleidung auf Ihrer Haut *anfühlt* oder wie sich die Rückenlehne des Stuhls *deutlich anfühlt*, auf dem Sie gerade sitzen, oder wie sich ein Ring an Ihrer Hand oder eine Halskette oder Ohrringe *anfühlen*. Jetzt, wenn ich dies hier explizit erwähne, könnte es aber gut sein, dass Sie *diese Phänomene wieder deutlicher spüren*. Zwar waren die Empfindungsreize für diese Wahrnehmungen immer da, aber erst dadurch, dass Sie Ihre Aufmerksamkeit wieder auf sie lenken, werden sie bewusst wahrgenommen (in diesem Beispiel hier haben wir uns dabei bevorzugt auf den kinästhetischen Sinneskanal konzentriert, wie Sie aus den herausgehobenen Textstellen ablesen können). Wie Sie also sehen, brauchen Sie Analgesie nicht erst zu lernen, Sie praktizieren Sie ohnehin den ganzen Tag (und nachts natürlich auch), schlicht durch das Mittel der Fokussierung von Aufmerksamkeit.

Der traditionelle europäische Trancebegriff sollte also unbedingt erweitert werden. Die üblicherweise bei uns mit „Trance“ assoziierten Entspannungszustände können sehr angenehm und wertvoll sein, bewirken aber keineswegs grundsätzlich immer Hilfreiches. Ob sie hilfreich wirken, hängt ab vom Kontext, für den man Trance als Hilfsmittel einsetzen will, und vom gewünschten, angestrebten Erleben, welches als zieldienlich angesehen wird.

Für Erfolg in Therapie und Beratung ist es besonders relevant, ob die „Trance“ einen wichtigen Unterschied einführt in die bisher problemstabilisierenden Muster. Sind diese z. B. gekennzeichnet durch ein relatives Übergewicht an Passivität, Rezeptivität, Entspannung und Introversion, und werden diese Tendenzen im Erleben einer Entspannungstrance womöglich verstärkt, würde dies keine Neuinformation bewirken, im besten Fall würde es nichts Relevantes bewirken.

2.2 Ein qualitativ orientiertes, für Therapie flexibel nutzbares Tranceverständnis

Um die Konfusion zu reduzieren, die sich durch aus dem Kontext gerissene, jeweils Einzelphänomene des Erlebens aufzählende Versuche der Definition von „Trance“ schnell einstellen kann, erweist es sich als wesentlich nützlicher, mehr qualitativ operierende Definitionen zu nutzen. Einen sehr wertvollen Beitrag hierfür hat z. B. Beahrs (1982) geliefert. Beim Vergleich zahlreicher Konzepte zum Thema „Hypnose“ und „Trance“ in der Fachliteratur konnte er zeigen, dass sich viele dieser Konzepte erheblich unterscheiden und auch widersprechen, in einigen Kategorisierungen aber stimmen alle diese Konzepte überein. Will man einen Begriff definieren, hat dies nur Sinn, wenn man ihn von anderen abgrenzt. In der Gegenüberstellung dessen, was man „übliches Wachbewusstsein“ und was man davon unterschieden als „Trance“ bezeichnen kann, fand Beahrs drei nützliche Unterscheidungskrite-rien: Dies sind die Kategorien willkürlich/unwillkürlich, strukturierte Wahrnehmung/fließend-bildhafte Wahrnehmung und Sekundär-/Primär-/Tertiärprozess.

Erlebt jemand etwas als Teil seiner üblichen Alltagswahrnehmungsprozesse (was M. Erickson jeweils subsumiert hat unter dem sehr unscharfen Begriff „Bewusstes“), dann erlebt er dies als von ihm selbst willkürlich gemacht, beeinflusst, als selbst verantwortete Wahrnehmung und zu ihm in seinem üblichen Selbstverständnis gehörend. Für diese üblichen Alltagswahrnehmungsprozesse hat B. Schmid (persönliche Mitteilung, 1988) den Ausdruck „Gewohnheitswirklichkeit“ vorgeschlagen, den ich dafür hervorragend finde.

In dieser „Gewohnheitswirklichkeit“ ist das Denken auch gekennzeichnet durch mehr strukturiertes, analytisches, schärfer ordnendes Denken, ebenso durch das, was S. Freud als „Sekundärprozess“ bezeichnet hat, in dem vor allem gedacht wird in „Entweder-oder-Logik“ („Ein Drittes gibt es nicht“).

Erlebt jemand etwas als Trancequalität (ganz unabhängig davon, um welches inhaltliche Erlebnisphänomen es sich dabei handelt), geht dies einher damit, als ob er es gar nicht selbst täte, sondern es wie von allein unwillkürlich geschehe. Das gesamte Erleben wird mehr als im üblichen Wachbewusstsein auf autonome Selbstregulation umgeschaltet. Das Denken ist dann auch mehr imaginativ ausgerichtet, lockerer, man lässt es mehr fließen bzw. erlebt es so, dass es mehr fließt (wie von allein), es sind auch erhebliche Wahrnehmungsverzerrungen (bezogen auf das übliche Wahrnehmen) möglich, Widersprüche lösen sich eher auf, man kann z. B. gerade ganz jung gewesen sein und dann sich plötzlich ziemlich alt fühlen oder eben noch am Meer und sofort darauf in hohen Bergen sein („Sowohl-als-auch-Logik“). In diesem manchmal auch als „Tertiärprozess“ definierten Erleben (Arieti 1976) können oft weit kreativer und auch konstruktiver Lösungen für schwierige Fragen gefunden werden können, Primär- und Sekundärprozess also sich in ganzheitlich kompetenterer Weise zu einer großen schöpferischen

Kompetenz vereinigen können (die Tertiärprozess genannt wird). Z. B. soll Kekoulé so die Lösung für die Struktur des Benzolrings gefunden haben, als ihm nachts im Traum nach langen, ergebnislosen kognitiven Bemühungen das Bild einer Schlange erschien, die sich in den eigenen Schwanz biss (ebd.).

> Als „Trance" sollte also zweckmäßigerweise jeder Erlebnisprozess definiert werden, bei dem unwillkürliches Erleben vorherrscht, sowohl mit bewusster Wahrnehmung dessen, dass nun gerade mehr unwillkürliches Erleben dominiert, als auch dann, wenn dieses Vorherrschen unwillkürlichen Erlebens nicht bewusst wahrgenommen wird. Trance wird allgemein aufgefasst als Erlebnisweise, in der *im Spektrum des Erlebens von willkürlicher Kontrolle zu mehr unwillkürlicher Selbststeuerung des Organismus* übergeleitet wird (Beahrs 1982). Besonders Erickson wies auch immer wieder darauf hin, dass diese Prozesse charakteristischerweise noch verbunden sind damit, dass die vielen Brennpunkte der Aufmerksamkeit, die typisch sind für das Alltagswachbewusstsein, auf relativ wenige innere Wirklichkeiten beschränkt werden (oder, allgemeiner: auf die derzeit für die entsprechende Person relevantesten Wirklichkeiten) – als innerlich gelenkter Zustand. Der Fokus der Aufmerksamkeit wird konzentrierter, neues Lernen wird dadurch intensiver und einfühlsamer. Trance ist ein aktiver Prozess unbewussten Lernens, d. h., die durch die üblichen Alltagsbezugsrahmen gelernten Begrenzungen werden erweitert (Erickson a. Rossi 1979).

Mit „Schlaf" (*hypnos:* der griechische Gott des Schlafes) hat das, was mit dem Begriff „Hypnose" gemeint ist, gar nichts zu tun, auch wenn manchmal (bei bestimmten Entspannungstrancen) die KlientInnen relativ bewegungslos (kataleptisch), mit ruhiger Atmung und geschlossenen Augen verharren. Hypnose und Schlaf sind deutlich unterschiedliche Bewusstseinszustände. Deshalb schlug Braid, der Erfinder des Hypnosebegriffs auch – allerdings ohne Erfolg – vor, diesen durch „Monoideismus" zu ersetzen.

Auch die Vorstellung, dass unbedingt bei jeder Trance Entspannung auftreten müsse, ist ein längst widerlegter Mythos. Hypnotische Induktionen sind wirksam auch ohne körperliche Entspannung, z. B. beim Fahren eines Fahrradergometers.

Der hier vorgeschlagene, gezielt auf qualitatives Erleben ausgerichtete Trancebegriff wird gerade von praktisch allen wichtigen VertreterInnen der Erickson'schen Hypnotherapie in unterschiedlicher Intensität bevorzugt (siehe z. B. Gilligan 1991; Yapko 1990; Rossi 1986). Erickson selbst sprach gerne von „common everyday trance“, um dies zu charakterisieren (Erickson a. Rossi 1979). Wie ich weiter unten noch ausführen werde, kann als eine Konsequenz eines solchen Trancebegriffs abgeleitet werden, dass es keineswegs nötig ist, ja oft sogar als hinderlich angesehen wird, eine offizielle, den traditionellen Vorstellungen entsprechende Tranceinduktion durchzuführen. Vielmehr wird in der Erickson'schen Hypnotherapie gerne auf so genannte Konversationstranceprozesse zurückgegriffen, d. h., man versucht, in ganz üblichem Konversationsstil jemand zu solcher Fokussierung einzuladen, so dass sich die gewünschten Erlebnisprozesse ganz wie von selbst einstellen. Gerade für die Arbeit mit größeren Systemen (z. B. Familien, Paaren, Teams, ganzen Organisationen etc.) lässt sich mit solchem Tranceverständnis viel flexibler und wirksamer arbeiten (wir kommen noch darauf zurück).

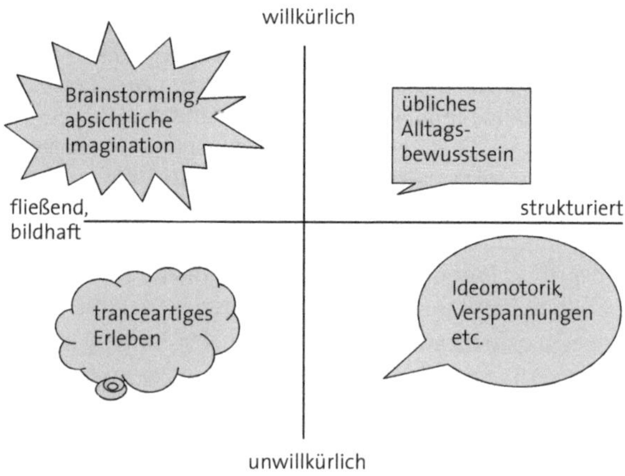

Abb. 1: Differenzierung zwischen diversen Bewusstseinsprozessen und „Trance“

In Abbildung 1 wird noch einmal verdeutlicht, wie man sich eine Einordnung diverser Erlebnisprozesse vorstellen kann, eingeteilt nach den zwei wichtigsten qualitativen Erlebniskriterien, nämlich willkürlich/unwillkürlich und strukturiertes/fließend-bildhaftes Denken. Das übliche Alltagsbewusstsein wäre einzuordnen im Quadranten „willkürlich und strukturiert", das typische tranceartige Erleben im Quadranten „unwillkürlich und fließend/bildhaft". Prozesse, wie man sie z. B. ganz gezielt einsetzt bei Kreativitätstrainings, der Entwicklung neuer Ideen in der Werbung und anderswo, oft als Brainstorming oder gezielte Imaginationen bezeichnet, lassen sich hier einordnen im Quadranten „fließend/bildhaftes Denken", welches aber ganz willkürlich angestrebt und kombiniert wird. Außerdem finden wir ja häufig Erlebnisprozesse, die mit heftigen Verspannungen oder eigentümlichen Eigenbewegungen einhergehen (wie z. B. sich spontan am Kopf kratzen, „Ähm, ähm" sagen, spontan-automatisiert lächeln etc.). Diese laufen meist deutlich unwillkürlich ab, sind aber durchaus verbunden mit der strukturierten Denkweise eines rational ausgerichteten Alltagserlebens.

Es sei aber darauf hingewiesen, dass dieser hier bevorzugte qualitative Trancebegriff nicht unumstritten ist. Gerade wissenschaftlich arbeitende Hypnoseexperten plädieren für die oben geschilderten phänomenologischen Zugänge (z. B. Weitzenhoffer 1994). Das hat sicher auch damit zu tun, dass für wissenschaftliche Forschung Replizierbarkeit und genauere Überprüfbarkeit vieler Phänomene notwendig erscheint, auch dann, wenn sich dies therapeutisch als eher hinderlich erweisen könnte.

Noch ein Hinweis: Die oft synonym verwendeten Begriffe „unbewusst" und „unwillkürlich" unterscheiden sich. Nicht jeder unwillkürliche Prozess auch unbewusst sein muss. Sie können z. B. ganz bewusst wahrnehmen, wie Sie vielleicht sehr heftig zu schwitzen beginnen oder Ihr Herz so heftig klopft, dass Sie meinen, andere würden es hören, oder Sie erröten plötzlich stark, obwohl Sie das gar nicht wollen. Dies sind alles unwillkürliche Phänomene. Alles, was unbewusst abläuft, ist sicher unwillkürliches Erleben, nicht aber umgekehrt. Der Begriff „Unbewusstes" ist also ein Oberbegriff, unter den Unwillkürliches auch subsumiert werden kann.

Werden Tranceprozesse jeweils definiert als solche, bei denen intensiv unwillkürliches Erleben vorherrscht, bei denen jemand den Eindruck hat, dass „es wie von alleine passiert", eröffnet sich uns der Blick auf ein weit gespanntes Spektrum von Variationen von Bewusstseinsprozessen (oder „Trance"-Prozessen). Dies macht die Arbeit im Dienste der Nutzung solcher Prozesse viel flexibler und umfassender, wir können das Wissen darüber, wie man hilfreiches Erleben aktiviert, in viel mehr Kontexten anwenden, als wir es mit dem klassischen Tranceverständnis können. Dann wird es auch viel leichter möglich, sie als wichtige Hilfe für aktive Handlungsvorbereitung im Alltag zu nutzen, die dann Handlungen im „Flow“ ermöglicht (also erfüllende Tätigkeit im Alltag in optimalem Kontakt mit allen dafür hilfreichen Eigenkompetenzen). Im Grunde wird der ganze „Trance“-Begriff abgelöst durch den von kontextbezogenen und zielbezogenen, mehr oder weniger funktional wirkenden Bewusstseinsprozessen.

2.3 Unser „dreifältiges Gehirn“ und der daraus abgeleitete Nutzen einer systematischen Arbeit mit Tranceprozessen

Die Unterscheidungen willkürlich/unwillkürlich und die Modelle, die sich mit Trancearbeit und den damit assoziierten hypnotherapeutischen Strategien beschäftigen, sind für nachhaltig wirksame Therapie- und Beratungsprozesse sehr wichtig und nützlich. Dies ergibt sich sehr schlüssig daraus:

Unwillkürliche Prozesse wirken grundsätzlich immer schneller, effektiver und auch energetisch ökonomischer (man braucht dabei wesentlich weniger Energie für gute Ergebnisse). Beobachtet man z. B. erfolgreiche Sportler oder perfekt wirkende Musiker, zeigt es sich, dass ihre Bewegungsabläufe sich im Unterschied zu weniger erfolgreichen KollegInnen als fließender, geschmeidiger erweisen, so als ob sie gar nicht selbst es wären, die sich bewegen oder die spielen, sondern so, als ob „es“ wie von alleine spielen oder sich bewegen würde und ihr bewusstes „Ich“ nur als koordinierende, steuernde Kraft das Ganze unterstützen würde. Subjektiv werden solche Prozesse meist erlebt, als ob sie wie automatisiert abliefen. Sie wirken umso intensiver, je mehr das Erleben der Beteiligten absorbiert wird in diese quasi automatisiert ablaufenden Prozesse, also je mehr man sich davon wie erfasst oder darin „versunken“ erlebt. Wenn diese unwillkürlichen Abläufe in Übereinstimmung erlebt werden mit dem bewussten Wollen des üblichen „Ich“, wird dies fast immer als äußerst angenehm und erfüllend und dabei ganz mühelos empfunden.

Den Überlegungen in 2.2 folgend, können wir solche Prozesse als „Trance“-Prozesse beschreiben. Sie weisen übrigens viele Ähnlichkeiten mit so genannten Flow-Erlebnissen (Csikszentmihalyi 1996) auf. Auch Flow-Erlebnisse sind gekennzeichnet durch ein hohes Maß an optimaler

Koordination zwischen willkürlichen und unwillkürlichen Prozessen, mit ausgesprochen hoher Kompetenz und Effektivität verbunden, oft sogar mit dem Erleben reinen Glücksgefühls.

Gerade also das qualitative Erlebniskriterium „unwillkürlich“ und seine optimale Koordination mit willkürlichen „Ich“-Prozessen (ichsyntones Erleben) erweist sich als von besonderem Interesse für eine erfolgreiche Lebensgestaltung. Für Therapie und Beratung, aber auch generell für erfolgreiche Lebensgestaltung kann es von entscheidender Bedeutung sein, solche unwillkürlichen Prozesse zu nutzen. Denn gelingt es, Kompetenzen abzurufen und sie unwillkürlich wirken zu lassen, hat dies deutlich mehr Erfolgschancen und Wirksamkeit, als wenn man versucht, sie willkürlich zu aktivieren. Dies geht zwar auch manchmal, aber wirkt deutlich „hölzerner“ und ist immer weniger wirksam, dafür aber anstrengender. Will man also ein Erleben oder ein Verhalten nachhaltig für sich entwickeln und einsetzen, empfiehlt es sich sehr, es auf unwillkürlicher Ebene aufzubauen und ablaufen zu lassen.

Ein weiteres Prinzip Erickson'scher Arbeit ist außerdem, dass unwillkürliche Prozesse auf unbewusster Ebene quasi autonom (also auch ohne ein dabei aktiv beteiligtes bewusstes, gezieltes Wollen) wirksam werden können. Das so genannte unbewusste Wissen kann so verstanden werden als sehr wichtiger, vertrauenswürdiger Bereich, dessen hilfreiche Kompetenzen man wie eine eigenständig funktionsfähige „Abteilung“ nutzen kann. Perspektiven dieser Art drücken eigentlich nur aus, was jeder Mensch in seiner Alltagserfahrung ohnehin aus vielen Episoden kennt.

Oft erlebt man ja z. B., dass man sich nach dem Namen einer Person fragt oder nach einem bestimmten Buch, dieser einem dann aber nicht „einfällt“ (dieser Begriff weist ja schon darauf hin, dass etwas offenbar von irgendwoher ins Bewusste herein „fällt“). Je mehr man sich dann bewusst bemüht, sich an das Erfragte zu erinnern, desto mehr „entgleitet“ es einem. Man gibt dann vielleicht auf und wendet sich anderen Dingen zu. Nach Stunden, man hat vielleicht sogar schon wieder vergessen, dass man sich überhaupt gefragt hat, „fällt“ es einem dann doch noch spontan, „wie aus heiterem Himmel“, ein, obwohl (besser gesagt, gerade weil) man sich bewusst und willkürlich überhaupt nicht mehr darum bemüht hat, sich zu erinnern. „Es“ hat sich, ganz eigenständig und sehr kompetent, für einen erinnert.

Die Erkenntnisse der modernen Hirnforschung weisen noch deutlicher und nachdrücklicher darauf hin, wie zentral es für TherapeutInnen und BeraterInnen ist, sich mit der systematischen Beeinflussung unbewusster und unwillkürlicher Prozesse zu beschäftigen.

Die für Handlungen, aber auch sonstiges Erleben entscheidenden Bewertungsprozesse finden vor allem im limbischen System statt, also Teilen des Gehirns, die entwicklungsgeschichtlich älter sind als die Großhirnrinde und sich über verschiedene Bereiche des Gehirns verteilen. Die Hauptfunktion des limbischen Systems „besteht in der Bewertung dessen, was das Gehirn tut" (Roth 1996, S. 209). Es steuert unser Erleben durch Gefühle als Rückmeldeverfahren, welches uns leitet nach dem Prinzip „Gut für uns, schlecht für uns" (duales Prinzip, quasi nach dem Entweder-oder-Verfahren). Ohne diese Gefühlsfeedbacks „ist vernünftiges Handeln unmöglich. Wer nicht fühlt, kann auch nicht vernünftig entscheiden oder handeln" (ebd., S. 212).

Am Beispiel einer typischen Angstdynamik kann man die Organisationsprinzipien von Wahrnehmungsprozessen und die zentrale Rolle der unbewussten, unwillkürlichen Prozesse gut verdeutlichen. Ein Signal aus der Außenwelt z. B. wird über die Sinnesorgane zunächst an den sensorischen Thalamus geleitet. In jedem Fall wird es dann zur weiteren Bewertung und der (unwillkürlichen) Entscheidung über die jeweils adäquate Reaktion zum Mandelkern (Amygdala) geleitet, einem Kern des limbischen Systems, der zentraler Bestandteil des Gefahrabwendungssystems ist. Hier werden Emotionen und Erinnerungen verarbeitet, je nach Einschätzung und Wichtigkeit werden durch ihn Angst, Flucht, Kampfreaktionen ausgelöst mit allen damit verbundenen Hormonausschüttungen und körperlichen Reaktionen wie Blutdruck, Herzschlag etc.

Vom Thalamus gibt es nun verschiedene Verbindungswege zur Amygdala. Um schnellste Reaktionen zu ermöglichen, führt eine direkte Verbindung ohne Umwege zur Amygdala. Sie stellt eine sehr undifferenzierte Art der Bewertung dar, die Amygdala-Reaktion wird nicht differenziert durch andere Prozesse. Sie läuft auch so schnell ab, dass wir keinerlei willkürliche und bewusste Vermittlung dazwischenschalten können. Wird die Amygdala erregt, und signalisiert sie Gefahr, löst sie eine Kaskade weiterer dazu passender Reaktionen z. B. des autonomen Nervensystems und des hormonellen Systems aus. Von ihr aus gehen auch wesentlich mehr Bahnen an andere Hirnzentren als umgekehrt. Schneller, als wir es bewusst registrieren, reagieren wir mit Abwehrreflexen, der Ausschüttung von Stresshormonen und Angriffs- oder Flucht- und Schutzreaktionen, wenn in der Amygdala die eingehenden Reize als Erinnerung an mögliche Gefahren interpretiert werden (neben der angeborenen Grundbereitschaft zu Alarmreaktionen speichert sie also auch gelernte Gefahrensituationen von innen und außen). Ihr Vorteil ist, dass sie uns schon Reaktionen ermöglicht, bevor wir „denken“ können. Im Laufe der Evolution hat sich dieser Weg als zentrale Überlebenshilfe ausgebildet und bewährt.

Ein anderer Weg führt vom sensorischen Thalamus zur sensorischen Großhirnrinde im präfrontalen Cortex, in der die Signale (auch unter Rückgriff auf Erinnerungen, gelernte Erfahrungen) differenziert verarbeitet werden, geprüft und eingeschätzt wird, was adäquate Reaktionen sind etc. Von dort aus wird dann auch der Hippocampus einbezogen, der für spezifische Kontextzuordnungen und entsprechende Gedächtnisleistungen zuständig ist, z. B. dafür, ob es sich bei einem lauten Hilfeschrei um eine reale Gefahr auf der Straße oder einen Schrei aus einem laut laufenden Film im Fernsehen handelt. Dieser Weg erlaubt uns sehr differenzierte Beurteilungen und kontextadäquates Handeln, er ist aber wesentlich langsamer als der direkte Weg zur Amygdala.

Wenn aber jemand z. B. unter Ängsten, Depressionen oder traumatisierenden, sehr belastenden Erlebnissen leidet, ist seine Amygdala intensiv erregt und feuert viel schneller und intensiver als in einem mehr ausgeglichenen Zustand. Dadurch werden auch viele andere Bereiche des Gehirns in die Richtung dieser emotionalen Erregung beeinflusst, z. B. auch das Langzeitgedächtnis und der Kurzzeitgedächtnisbereich, der so genannte Arbeitsspeicher. Der oben beschriebene langsamere Weg über die differenzierende Aktivität des Cortex und die wirksame Einbeziehung des Hippocampus, der hilft, ohne starke Affekte die Wahrnehmungen situationsspezifisch einzuordnen, gelangen dann kaum noch zu Bedeutung. Die gesamte Aufmerksamkeit wird intensiv und einseitig ausgerichtet auf die Erinnerungen, Fantasien, Einschätzungsprozesse, die assoziiert sind mit gerade solchen belastenden Erfahrungen. Und alle aktuellen Eindrücke werden mit hoher Wahrscheinlichkeit wieder aus der Perspektive der Gefahrenwahrnehmung interpretiert, was die Angst- und Stresskaskade wieder rückbezüglich verstärkt. So baut sich ein sich aufschaukelnder Rückkoppelungsprozess auf, der besonders auf unbewusster und unwillkürlicher Ebene sehr leidvolle Prozesse mit intensiv eingeengten Wahrnehmungsprozessen aufrechterhält.

Untersuchungen (mit bildgebenden Verfahren) bei Menschen, die sich als massiv traumatisiert erleben, haben gezeigt, dass durch solche Prozesse die Erinnerungen in sehr verwirrender Weise fragmentiert werden. Besonders belastend scheint dabei zu wirken, dass während der Erinnerung an Traumata die Aktivität der linken Hirnhemisphäre – und da wieder gerade die Bereiche, die für Sprache zuständig sind (Broca-Areal) – deutlich reduziert wird, die Aktivität von Bereichen der rechten Hemisphäre – besonders im Bereich der Amygdala (und der Insel etc.) – hingegen intensiv aktiviert ist. Damit verbunden, werden starke emotionale Prozesse ausgelöst, die aber in wesentlichen Aspekten unbewusst ablaufen und auch nicht oder durch Sprache direkt beeinflusst werden können (Van der Kolk a. Fisler 1995; Van der Kolk et al. 1997; Hofmann 1999).

Das Erleben wird außerdem stark beeinflusst durch unterschiedliche Formen des Gedächtnisses, die für Menschen relevant sind, z. B. unterscheidet man zwischen dem so genannten expliziten, narrativen Gedächtnis und dem so genannten impliziten Gedächtnis. Interventionen der kognitiven, auch mit Sprache assoziierten Art von Gedächtnis können die Prozesse des expliziten Gedächtnisses oft sehr gut und wirksam erreichen und dadurch zu hilfreichen Veränderungen von Problemmustern beitragen. Das implizite Gedächtnis aber, das ganz oder teilweise unbewusst funktioniert, setzt je nach Auslösereiz blitzschnell Bruchstücke von Erinnerungen, Einschätzungen, Körperreaktionen und Handlungsimpulsen frei, die sich auch gegen willkürliche Gegensteuerung meist kraftvoll durchsetzen. Wenn jemand gerade einen Prozess mit hoher Erregung der Amygdala erlebt, springen gerade die Bereiche des impliziten Gedächtnisses an, die mit Angst, Gefahrenerleben, sehr unangenehmen Gefühlen etc. assoziiert sind. Je mehr diese Einfluss gewinnen, desto einflussreicher werden wieder diese Prozesse. Dazu trägt auch bei, dass z. B. durch die damit verbundene erhöhte Cortisolausschüttung der Hippocampus belastet und geschädigt werden kann, dadurch schwächer wird und noch weniger zu differenzierender Korrektur der Angsteskalation beitragen kann; die Amygdala wird dabei gleichzeitig (als wenn ein Muskel trainiert würde) größer und damit wieder stärker (Grawe 2004).

Aus hypnotherapeutischer Perspektive könnte man die Analogie zeichnen, dass die beschriebenen Prozesse gekennzeichnet sind durch intensive Imaginationsprozesse auf der Amygdala-Ebene. Die Amygdala und die mit ihr kooperierenden anderen erwähnten Gehirnbereiche wirken wie ein höchst erfolgreicher Hypnosespezialist, wobei sie allerdings eine oft extrem leidvoll wirkende Trance (ungewünschtes Unwillkürliches herrscht vor) induzieren. Will man dies ändern, sollte man mindestens genauso kompetent und effektiv kommunizieren wie dieser „Quasihypnotherapeut", wobei man ihn erreichen und auch mit ihm kooperieren sollte, denn gegen dessen enorme Kraft und Schnelligkeit kommt man sonst nicht an.

Diese mit dem impliziten Gedächtnis und der erhöhten Amygdala-Aktivität verbundenen, immer mehr Leid induzierenden Prozesse sind aber leider meist nicht wirksam durch die in unserer Kultur üblichen sprachlichen Prozesse erreichbar und beeinflussbar (die linkshemisphärischen Bereiche sind ja dabei tendenziell mehr deaktiviert). Gerade diese Prozesse sind aber entscheidend beteiligt an der nachhaltigen Aufrechterhaltung der Problemmuster. Für nachhaltige Besserung müssen aber besonders diese Prozesse erreicht und verändert werden.

Diese Überlegungen haben aus meiner Sicht gerade für das Feld der systemischen Therapie und Beratung große Relevanz. Dort wird vielfach betont, dass die menschlichen Realitätskonstruktionen vor allem durch Sprache beeinflusst werden. Die hier dargelegten Erkenntnisse der modernen Hirnforschung stellen diese Sicht deutlich infrage.

Die hier beschriebenen Prozesse der quasi automatisierten Aktivitäten der Amygdala und der damit assoziierten anderen Hirnbereiche sind aber nicht grundsätzlich ein Problem oder ein Defizit. Sie können sehr wohl als Ausdruck von wichtigen Fähigkeiten verstanden werden, die in vielen Kontexten überlebenswichtig werden können. Zum Problem werden sie nur dadurch, dass sie, wenn sie einseitig unwillkürlich dominieren, zum subjektiv erlebten Verlust von Wahlmöglichkeiten führen, sodass sich die bewusste, willkürliche „Ich"-Seite eines Menschen als ausgeliefertes Opfer wahrnimmt und sich in Hilflosigkeit gestürzt fühlt, was wieder gerade die Angstprozesse verstärkt. Diese Prozesse können, wieder den Überlegungen in Abschnitt 2.2 folgend, ebenfalls als Äquivalente von Trance-Prozessen (vorherrschend ist Unwillkürliches) verstanden werden, allerdings nicht von gewünschten, sondern von sehr leidvollen, die hier als „Problemtrance" bezeichnet werden (siehe auch Kapitel 4). Daraus kann gefolgert werden, dass alle Interventionen wieder eigene Gestaltungsfähigkeit und mehr Wahlmöglichkeiten erlebbar machen sollten. Man könnte diese Interventionsrichtung (im Gegensatz zum Begriff „Tranceinduktion") als „Problemtranceexduktion" bezeichnen.

Diese Erkenntnisse der Hirnforschung zeigen auch, dass der in unserer Kultur noch immer bevorzugte und vertraute Glaube, dass Menschen rational und bewusst-willkürlich ihr Leben steuern, sich als Missverständnis des bewussten Ego herausstellt. Libet (1978) und nach ihm viele andere konnten zeigen, dass offenbar alle Denk- und Erlebnisprozesse nicht im Bereich der bewussten Großhirnrindenaktivität beginnen, sondern immer schon vorher Vorentscheidungsprozesse im Zusammenhang mit unbewussten Bereichen unseres Gehirns stattgefunden haben, bevor die bewussten Bereiche davon überhaupt etwas bemerken können.

Wenn sich ein Mensch einseitig parteiisch macht für die Seite der kognitiven Funktionen, wenn deren so genannte Rationalität als die vorrangig oder allein gültige Entscheidungsbasis wird und das so genannte Irrationale aus dem unwillkürlichen Erlebnisbereich tendenziell vernachlässigt oder abgewertet wird, blockiert er damit einen ganz entscheidenden Teil seiner Wahrnehmungs- und Entscheidungsmöglichkeiten. Das Primat des aufgeklärten, rationalen bewussten Denkens ist schlicht eine Illusion, die aber destruktive Folgen haben kann. „Die Erfahrung mit Patienten [mit Hirnschädigungen; G. S.] lässt darauf schließen, dass die kühle Strategie, die Kant und andere vertreten haben, weit eher der Art und Weise entspricht, wie Patienten mit präfrontaler Schädigung [des Gehirns; G. S.] an Entscheidungen herangehen, als der üblichen Verfahrensweise" (Damasio 1997) gesunder Menschen. Die Großhirnrinde braucht also für erfolgreiche Entscheidungsfindung und Kommunikation dringend die „irrationalen", entwicklungsgeschichtlich viel älteren Bereiche unseres „dreifältigen Gehirns" (wie Paul MacLean, der Pionier der Erforschung des limbischen Systems, es nannte). Das Stammhirn und das Mittelhirn, so MacLean (1990), entsprechen dem Entwicklungsstand der Reptilien, z. B. des

Alligators („der Alligator in uns“ – mit mehr als 200 Millionen Jahre an Geschichte) und der frühen Säugetiere. Sie sind besonders einflussreich und schnell wirksam für physiologische, aber auch für emotionale und für Entscheidungsprozesse. „Auf das limbische System zu hören ist die klügste Verhaltensweise überhaupt. Die Ebene des Verstandes und der Vernunft [gemeint ist die rational-analytische Vernunft der Großhirnrinde; G. S.] bildet sich in der Hirnentwicklung erst sehr spät aus und erhält auch nie einen im wahrsten Sinne entscheidenden Einfluss auf das Verhalten. Das limbische System benutzt sprichwörtlich den Verstand, um komplexe Situationen differenziert bewerten zu können, gibt aber nie die Letztentscheidung ab“ (Roth 2004). Der bewusste Verstand wirkt also höchstens als eine Art Berater, der sehr nützlich und wichtig ist. Aber: Der die Entscheidungen fällende „Vorstand“ der Entscheidungshierarchie sitzt im limbischen System, eine Willensfreiheit auf bewusster, willkürlicher Ebene haben Menschen nicht (Roth 2004, S. 145).

Aus meiner an Erickson'schen Modellen orientierten Sicht finde ich allerdings manche der Äußerungen z. B. von G. Roth zu einseitig und zu linear. Sicher kann die bewusste, willkürliche, im üblichen Sinne als rational beschriebene Seite des Funktionierens unseres Gehirns nicht mehr als die alleinige Steuerungsinstanz angesehen werden. Aber oft werden die neuen Erkenntnisse aus der Hirnforschung so dargestellt, als ob ein Mensch keinen freien Willen habe und deshalb vielleicht für seine Entscheidungen sogar nicht selbst verantwortlich gemacht werden könnte. Ich halte diese Sicht für viel zu linear-kausal angelegt. Es kommt wohl darauf an, was man als das Selbst, welches verantwortlich gemacht werden könnte, ansieht. Unsere empirische Erfahrung in klinischer und Beratungsarbeit und auch im persönlichen Leben sprechen sehr dafür, dass Eigenverantwortung sehr wohl ein sehr sinnvolles Konstrukt ist. Es setzt nur voraus, dass wir eben selbstverantwortlich in sehr kommunikativer und kooperativer Weise den Austausch, die Wechselwirkungen zwischen unwillkürlichen und willkürlichen Prozessen optimieren.

Prozesse, die üblicherweise außerhalb der bewussten Wahrnehmung ablaufen, also von ihr dissoziiert waren, äußern sich meist durch unwillkürliche Impulse, z. B. über unwillkürliche Körpersignale, Empfindungen, Änderungen der Atmung, Verspannungen, Gefühle etc. (die oft auch als dominierende Restriktionen erlebt werden), die in den bewussten Wahrnehmungs- und Kommunikationszusammenhang drängen. Will man ihren Wert verstehen und sie nutzen, setzt dies einen sehr wertschätzenden Umgang mit ihnen voraus. Sie können optimal genutzt werden als kompetente Instrumente des Feedbacks an das bewusste, willkürliche Erleben für stimmige Entwicklungen und als Warnsignale bei Unstimmigkeiten (Konzept der „somatischen Marker", Damasio 1997).

Dies heißt aber nicht, dass man jedem spontanen Impuls folgen müsste und dass der intuitive Bereich allein dominieren sollte und die Kompetenzen des bewussten, rationalen Denkens übergehen sollte. Ratsam ist aber, in respektvollen Dialog mit ihm zu treten, um mit seiner Energie zieldienlich für das Gesamtsystem kooperieren zu können. Es stellt sich die Aufgabe, eine wertschätzende Kooperationsbeziehung zwischen den willkürlichen („Ich"-) und unwillkürlichen („Es"-)Seiten menschlicher Kompetenz aktiv herzustellen und zu nutzen. Dies erfordert den Aufbau und die systematische Beachtung einer Art innerer Moderatorenfunktion im Menschen für diese unterschiedlichen Kulturprozesse in uns, die immer gleichzeitig ablaufen. „Ich" und „Es" (also dieser unwillkürliche, intuitive Bereich) sollten, metaphorisch gesagt, gestaltet werden wie ein kooperatives Team. Nur dann können wertschätzende Verhandlungen und Übersetzungsleistungen zwischen diesen Teilbereichen unserer Kompetenz entstehen, und nur dann kann eine ganzheitliche Integration unserer Kompetenzbereiche gewährleistet werden.

Das problemaufrechterhaltende Muster ist gekennzeichnet u. a. durch eine intensive Dissoziation zwischen expliziten, narrativen und impliziten Bereichen, die gegeneinander arbeiten. Auf der bewussten Ebene interpretieren z. B. die meisten Menschen mit Problemen ihre unwillkürlichen Erlebnisprozesse mit Erklärungen, Bewertungen, Schlussfolgerungen (narrativer Aspekt) etc., welche die unwillkürlichen, aus dem impliziten Bereichen kommenden Reaktionen abwerten und mit gegen sie gerichteten Lösungsversuchen verbunden sind. Für Therapie und Beratung kann daraus z. B. klar abgeleitet werden, dass Interventionen besonders darauf abzielen sollten, leidvolle unwillkürliche Prozesse zu unterbrechen und gewünschte unwillkürliche Prozesse anzuregen. Dabei sollten unbedingt auch nonverbale, z. B. auch körperorientierte Angebote gemacht werden. Weiter sollte zielgerichtet darauf hingearbeitet werden, dass die antagonistische, oft mit Selbstabwertung assoziierte Beziehung zwischen willkürlichen und unwillkürlichen Prozessen durch eine kooperative, wertschätzende Beziehung zwischen diesen Teilbereichen des Erlebens abgelöst werden kann.

Da ein entscheidender Teil der problemaufrechterhaltenden Prozesse die eingeengte Fokussierung von Aufmerksamkeit auf die Angst- und Stressprozesse und ihre Dominanz auch im Arbeitsspeicher des Kurzzeitgedächtnisses ist, kann das Problemmuster entscheidend beeinflusst werden durch systematische Angebote der Aufmerksamkeitsfokussierung in entlastende, auf schutz-, kraft- und zuversichtorientierte Erfahrungen. Diese Angebote rufen dann eine wirksame Beeinflussung des Arbeitsspeichers hervor, helfen bei der Stärkung von Hippocampus-Prozessen und bei einer befreienden Differenzierung des Erlebens mit mehr Wahlmöglichkeiten. „Beim Ablauf impliziter Prozesse sind andere Hirnareale aktiv als bei expliziten Prozessen. Wenn implizite Prozesse in den expliziten Funktionsmodus überführt werden sollen, ist es daher wichtig, eine Verbindung zu den Hirnarealen herzustellen, die mit der Qualität von Bewusstsein verbunden sind. Hauptsächliche Mittel dafür sind Steigerung der Reizintensität und -dauer sowie insbesondere eine gezielte Lenkung der Aufmerksamkeit auf diese Prozesse“ (Grawe 2004, S. 125).

Auf neuronaler Ebene lassen sich alle Wahrnehmungs- und Erlebnisprozesse beschreiben als Ausdruck der Aktivität neuronaler Netzwerke, in denen über Synapsenverbindungen diverse Nervenzellen sich zu Mustern von Zellverbänden verknüpfen. Die Beschreibung der neuronalen Muster lässt sich nahtlos ergänzen durch die Beschreibung von Mustern auf der interaktionellen Ebene (Interaktionsmuster) und dann auf der Ebene der subjektiven sinnlichen Erfahrung (internale psychophysiologische Muster), wie wir sie in der hypnosystemischen Arbeit nutzen, quasi so, als ob man jeweils das Mikroskop auf unterschiedliche Vergrößerungsdimensionen einstellte. Die letztlich entscheidende Ebene der Wirksamkeit ist sicher die der neuronalen Netzwerke. Dies heißt aber nicht, dass sie als die „Ursache“ angesehen werden könnte. Denn auch sie wird ja permanent in Wechselwirkung wieder beeinflusst und verändert davon, wohin jeweils der Aufmerksamkeitsfokus sinnlich und interaktionell gerichtet wird. Unser Gehirn ist offensichtlich, anders als man dies früher vermutete, lebenslang plastisch gestaltbar und umbaubar (siehe z. B. Hüther 1998).

Die neuronalen Netzwerke und ihre jeweils gegenwärtige Struktur lassen sich zwar zu neuen Mustern umstrukturieren, aber erst allmählich und auch relativ langsam (Grawe 2004). In dieser Übergangszeit ist mit größter Wahrscheinlichkeit auch zu erwarten, dass die bisher bevorzugt benutzen alten Muster immer wieder blitzschnell aktiviert werden und sich auch oft genug zunächst unwillkürlich durchsetzen dürften. Deshalb reicht es nicht aus, einfach schöne und auch zunächst sehr wirksam erscheinende Szenarien der gewünschten Lösung zu fokussieren und wirksam werden zu lassen. Wir brauchen auch viele Interventionen, die uns gut und kompetent darauf vorbereiten, dass die alten Problemmuster wieder unwillkürlich „anspringen", sodass wir auch dann kompetent in die gewünschte Richtung auf sie antworten können, ja sie sogar zieldienlich gut nutzen können.

Wollen wir, was für die Gestaltung von Erleben äußerst wichtig ist, mit den entwicklungsgeschichtlich älteren Bereichen unseres Gehirns kommunizieren und kooperieren, müssen wir eben auch ihre Kommunikations- und Funktionsweise berücksichtigen. Bei den Alligatoren und Kühen wird eben noch nicht so viel gesprochen, sehr wohl aber viel „gebildert" wird. Deshalb greifen auch Interventionen, die vor allem auf sprachliche Beeinflussung setzen, für viele Themen viel zu kurz und wirken schlicht nicht hilfreich genug. In den für diese hier vorgestellten Konzepte sehr interessanten Arbeiten aus dem Gebiet der Paläoanthropologie stellt man sich deshalb systematisch die Frage: „Sprechen Sie Limbisch?" (Jonas u. Heyne 1992), womit gemeint ist, dass man die metaphorische Eigensprache jedes Menschen sehr wortwörtlich ernst nehmen und auf ihre unbewusste und unwillkürliche Wirkung hin untersuchen sie und nutzen sollte. Auch Forschungen zur Wirksamkeit von EMDR (eye movement desensitization and reprocessing), legen den Schluss nahe, dass viele massives Leid erzeugende Erlebnismuster über sprachliche, kognitive Interventionen einfach nicht genügend erreichbar und beeinflussbar sind, sehr wohl aber über nonverbale, mehr körperlich orientierte Maßnahmen (wie z. B. die Augenbewegungen, die als wesentlicher Bestandteil von EMDR-Interventionen angeregt werden; vgl. Hofmann 1999).

Dieses intuitive, vorbewusste Wissen repräsentiert sich dort aber auf andere Art, quasi mit einer anderen Sprache als das so genannte bewusste Wissen. Es drückt sich in einer anderen Form von Logik aus (mehr i. S. v. Sowohl-als-auch, also im Gegensatz zur aristotelischen Logik), in Bildern, Empfindungen, mehr oder weniger diffusen Gefühlen, eben in vorsprachlicher, sinnlicher Weise. Für unsere rationale, bewusste Denkwelt wirkt dies oft fremd und unverständlich, meist werden die aus der irrationalen Welt kommenden Botschaften in unserer Kultur nicht so ernst genommen oder sind sogar als Grundlage von Entscheidungsprozessen verpönt. Die moderne Erickson'sche Sicht plädiert nun keineswegs dafür, dass dieser intuitive Bereich allein dominieren und die Kompetenzen des bewussten, rationalen Denkens übergehen sollte.

Offenbar kann als besonders wirksame Art der Kommunikation mit dem Bereich unwillkürlichen Erlebens der Weg über Bilder, Metaphern, Imaginationen, aber auch über Gesang, Rhythmik, Tanz, rituell sich wiederholende Bewegungsabläufe, überhaupt über die Gestaltung von Ritualen u. Ä. genutzt werden. Auch an den Ergebnissen der Hirnphysiologieforschung und aus neurobiologischer Sicht lässt sich zeigen, wie wirksam und wichtig der Prozess von Imaginationen für die Abläufe in unserem Gehirn und damit auch in unserem ganzen Erleben ist (Hüther 2000). Darauf, dass imaginative Prozesse äußerst wirksam sind, weisen auch die Untersuchungen zum Phänomen des „psychogenen Tods" hin (Schmid 2000). Sie zeigen, dass schon allein aufgrund von selbst organisierten inneren Imaginationsprozessen selbst bei völlig gesunden Menschen innerhalb von Tagen der Tod eintreten kann, wenn sie z. B. in ihrem relevanten Beziehungssystem als wichtig geltende Tabus gebrochen haben und dies in diesem System so behandelt wird, dass man dann sein Leben verwirkt hat. Diese enorme Wirkkraft kann aber auch durchaus zu Optimismus beitragen: „Wenn ein Mensch mit dem geistig-seelischen Potenzial, das er in sich birgt, sich selbst zu töten vermag, sollte er auch sich heilen können" (Schmid 2000).

3. Aufmerksamkeitsfokussierung – Eine zentrale Beschreibungsebene des Verständnisses dafür, wie Erleben und Verhalten entstehen und gestaltet werden

Wenn unwillkürliche Prozesse so zentral für menschliches Erleben sind, erscheint es wichtig für Therapie und Beratung, sie systematisch einzusetzen und für die gewünschten Ergebnisse zu nutzen, für welche jeweils Aufträge erteilt werden. Dies ist das Ziel aller Hypnotherapie. Sie kann beschrieben werden als das systematische und gezielte Arbeiten mit Prozessen der Aufmerksamkeitsfokussierung, insbesondere zur Aktivierung von unwillkürlichen Prozessen (gewünschter Art).

Als Aufmerksamkeitsfokussierung kann die selbst organisierte Form des assoziativen Zusammenfügens von sinnlichen Erlebniselementen bezeichnet werden. Verbunden werden z. B. visuelle Elemente (innere/äußere Bilder, Filme), auditive Elemente, innere und äußere Dialoge, kinästhetische, gustatorische und olfaktorische Eindrücke, Alters- und Größenerleben, Atemmuster, Körperkoordination mit Verhalten, Bewertungen und Bedeutungsgebung synchron verbunden. Auch diese Verkoppelungen werden als „Muster" bezeichnet. Erleben ist Ergebnis solcher selbst (auf willkürlicher und unwillkürlicher Ebene) zusammengefügter Muster. Hirnphysiologisch lassen sich solche Muster als aktives Feuern von neuronalen Netzwerken verstehen, die sich als Verbindungen vieler Synapsen beschreiben lassen (für ausführlichere Beschreibungen s. Schmidt 2004, S. 88 ff. und 179 ff.).

Das Wissen darüber, wie Aufmerksamkeitsfokussierung geschieht, hilft uns sehr dabei, das Phänomen „Hypnose" und auch „Hypnotherapie" endlich zu entmystifizieren und den Wust undifferenzierter, total verzerrender Vorurteile über diese Verfahren aufzulösen. Milton Erickson betonte zu Recht immer wieder, dass Hypnotherapie nur völlig natürliche, von allen Menschen permanent im üblichen Alltagsleben praktizierte Prozesse nutzt. In einer Hypnotherapie geschieht grundsätzlich eigentlich gar nichts Neues, es kann niemals von außen etwas „in den Menschen hineingebracht" werden, was nicht ohnehin schon längst als gelebtes Potenzial gespeichert ist. Das hier im weiteren Verlauf dargelegte Wissen hilft außerdem, ein umfassendes Metamodell zur Beschreibung von Problem- und Lösungsmustern und vor allem für die Planung und das Angebot von zieldienlichen Interventionen abzuleiten und so eine übersichtliche Systematik zu bringen in die Informationsflut und in die vielfältigen Erlebnisprozesse, die sich während einer Therapie oder Beratung ergeben.

Da die Bedeutung einer Botschaft immer autonom vom Empfänger bestimmt wird, zielt die Erickson'sche Konzeption darauf ab, durch viele offene, indirekte Angebote Menschen zu selbst organisierten Fokussierungsprozessen anzuregen, z. B. durch so genannte Einstreutechniken, Implikationen, auch Konfusionstechniken, Fragen, welche die Aufmerksamkeit auf einen gewünschten Bereich lenken sollten, besonders auch das Angebot von Metaphern und Symbolen und das Erzählen von Anekdoten, welche eigenständige innere Imaginations- und Fokussierungsprozesse anregen sollten.

3.1 Hypnotherapeutische Prozesse und Aufmerksamkeitsfokussierung – völlig natürliche Alltagsphänomene und Belege für die „Potenzialhypothese"

Die Autopoiesetheorie belegt in aktueller wissenschaftlicher Form nur noch einmal die Erickson'sche Grundannahme, dass alle hypnotischen Induktionsprozesse letztlich immer selbsthypnotische Prozesse sind. Auch das übliche nächtliche Träumen von Menschen zeigt, wie natürlich hypnotische Phänomene sind. Der Prozess eines spontanen Traums ist dem Erleben sehr ähnlich, das sich auch in einer gelingenden Hypnotherapie entwickelt (im Traum wirkt es oft aber noch intensiver). Folgendes Beispiel kann auch modellhaft veranschaulichen, was generell im Prozess menschlichen Erlebens und menschlicher Wahrnehmung passiert.

> Stellen wir uns also vor, wir würden nachts zu Bett gehen und uns schlafen legen. Nehmen wir nun an, dass es uns zu diesem Zeitpunkt ausgezeichnet geht. Wir fühlen uns sehr behaglich, sicher, haben das Gefühl, in unserem Leben laufe es zur Zeit optimal, wir fühlen uns sehr zufrieden und auch körperlich völlig im Lot (denkbar wäre ja ein solches Erleben, nicht wahr?). Sicher werden wir nun, wie bei jedem üblichen Schlaf, unsere üblichen REM-

Phasen erleben und träumen. Träumen heißt ja aber im Grunde nur, dass wir in selbst organisierter Weise eine eigene „Multimediashow" (auf allen Sinneskanälen) inszenieren. Wir sind dabei Drehbauchautor, Regisseur, Schauspieler, Beobachter etc. in einem. Die Art aber, wohin wir träumen, quasi welchen Traumfilm wir gerade produzieren, entscheidet nun mit machtvoller Konsequenz darüber, was wir erleben, ja sogar, zu wem wir ganzkörperlich werden. Wenn wir z. B. nun einen Albtraum träumen würden, dann kann es uns vorher noch so gut gegangen sein, in Sekunden wird sich nicht nur unsere emotionale Reaktion verändern, sondern auch unsere körperlichen Prozesse werden massiv verändert. In kürzester Zeit ändern sich unser Blutdruck, unser Puls, unsere Atmung, sogar das Blutbild und die Hormonsituation werden nachhaltig verändert, möglicherweise (je nach Trauminhalt) erleben wir Todesangst, einen Schweißausbruch etc. Wenn nun aber, was in Träumen ja oft geschieht, plötzlich selbst organisiert ein anderer Trauminhalt eingespielt wird (Szenenwechsel, quasi Director's Cut), z. B. eine sehr schöne Szene, dann ändern sich wieder in kürzester Zeit alle diese Prozesse, wir werden wieder schnellstens zu jemand anderem, auch ohne verstanden zu haben, woher das vorherige Erleben kam, oder ohne es „durchgearbeitet" zu haben. Dies alles ist nur ein Ergebnis davon, wohin wir unsere Aufmerksamkeit ausrichten im Traum. Ein zentrales Element kommt allerdings noch hinzu: Es ist sehr entscheidend, aus welcher Beobachterposition wir das alles erleben. Im üblichen Traum sind wir sehr intensiv assoziiert mit dem, was wir im Traum beobachten. Würden wir aber z. B. die Methode des „luziden Träumens" nutzen (La Berge 1991; Tholey u. Utecht 2000), bei der man einfach lernt, während des Träumens den eigenen Traum zu beobachten, sich also auf eine Art Metaebene zu begeben und sich so vom Traumgeschehen etwas zu dissoziieren (und dabei auch mehr Willkürlichkeit einzuführen), könnten wir sogar den jeweiligen Traum beeinflussen und unser Erleben mehr wunschgemäß gestalten.

Allein schon aus diesen einfachen Beispielen kann klar abgeleitet werden, dass es grundsätzlich niemals der Inhalt der Phänomene selbst sein kann, der angenehme oder unangenehme Wirkungen mit sich bringt, auch wenn uns das subjektiv in unserer üblichen bewussten Wahrnehmung so erscheint. Der zentrale Wirkfaktor sind vielmehr immer die Position, aus der heraus ich die Phänomene wahrnehme (wozu auch meine Haltung dabei gehört), und die Nähe oder Distanz, die ich zu den beobachteten Phänomenen herstelle. Behalten wir dies in unserem Blickfeld, können wir sehr viele befreiende Interventionschancen entwickeln, selbst wenn die Inhalte, mit denen wir uns zu beschäftigen haben, zunächst sehr schrecklich erscheinen mögen. (Im Bereich der Traumatherapie ist z. B. diese Interventionsrichtung des Aufbauens geschützter Beobachterpositionen in den letzten Jahren – u. a. durch Anregungen von anderen und von mir aus der Hypnotherapie – zu einer zentralen Maßnahme geworden; z. B. Reddemann 2002, 2004).

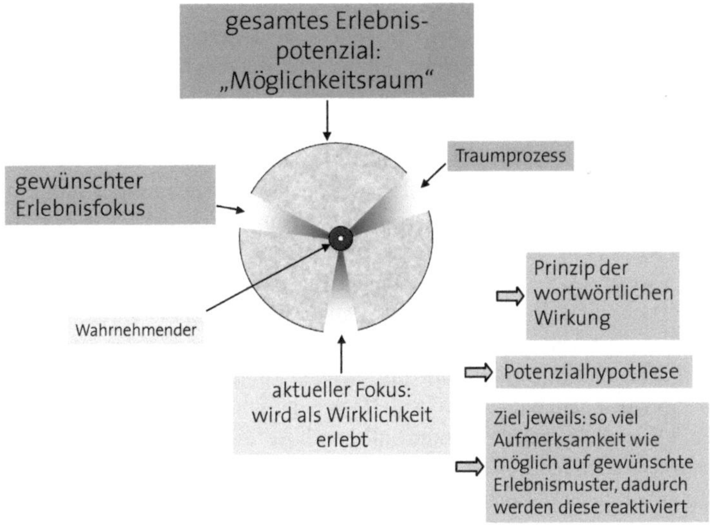

Abb. 2

Abbildung 2 soll die gerade beschriebenen Prozesse noch einmal verdeutlichen. Der größere Kreis soll dabei das gesamte Erlebnispotenzial sinnbildlich darstellen, das einem Menschen grundsätzlich möglich wäre, ich nenne es deshalb unseren „Möglichkeitsraum“. Was wir dann tatsächlich jeweils als „echte Wirklichkeit“, als „real“, als „So ist es doch!“ erleben, wird hier verstanden als jeweils nur ein möglicher Ausschnitt aus diesem Möglichkeitsraum, also als der Sektor der Wahrnehmungsmöglichkeiten, den wir jeweils gerade auswählen (wobei dies keine bewusste Wahl sein muss, meist sogar quasi automatisiert abläuft). Wenn der aktuelle Alltagsfokus z. B. im Traumgeschehen durch den Traumfokus abgelöst wird, werde ich als Träumender körperlich und seelisch auch zu jemand anderem.

Dabei ist aber immer auch entscheidend, aus welcher Wahrnehmungsposition als „Beobachter" ich das erlebe. Bin ich stark assoziiert, werde ich das Fokussierte intensiv als einzig „wirkliche Wirklichkeit" erleben und psychophysiologisch entsprechend reagieren (Prinzip der wortwörtlichen Wirkung aller Fokussierungen).

Bin ich eher dissoziiert, kann ich das Traumgeschehen mehr aus einer hilfreichen Distanz erleben und erfahre damit meist auch mehr Wahlmöglichkeiten. Ist mein aktueller Fokus gerade so ausgerichtet, dass dies mit leidvollem Erleben einhergeht, nutzt es mir gar nichts, dieses Erleben jetzt noch mehr zu betrachten (z. B. mit dem Bemühen, es zu verstehen), es sei denn, diese Betrachtung verändert meine Beobachterposition von assoziiert zu mehr dissoziiert. (Genau diese Art der Dissoziation findet übrigens als Selbstrettungsversuch immer spontan statt, wenn jemand massive Traumatisierungen erleidet.) Viel hilfreicher wirkt es sich in aller Regel in einer solchen leidvollen Situation aus, nicht weiter im Problemfokus zu bleiben, sondern so schnell und intensiv als möglich einen Erlebnisfokus aus dem Möglichkeitsraum auszuwählen, mit dem alle die Ressourcen und Kompetenzmuster assoziiert sind, die ich brauche für eine hilfreiche Lösung.

Solche jedem Menschen ja vielfach zugänglichen Erfahrungen sind ein klarer Beleg für die „Potenzialhypothese", also die Annahme, dass grundsätzlich jeder Mensch praktisch immer schon alle Kompetenzen für eine hilfreiche Lösung als Potenzial in sich trägt, auch wenn dies oft zunächst schwer zugänglich sein mag, da die hauptsächlich und zur jeweiligen Zeit am meisten aktivierten Synapsennetzwerke zunächst noch dominieren. Gerade die Traumerfahrungen zeigen dabei auch, dass selbst dann, also wenn lange eher Leid verursachende Muster dominiert hatten, schnell eine wirksame (zumindest für die Dauer des Traums) Umfokussierung möglich ist und dann auch sehr schnell andere Erlebnismuster wirksam aktiviert werden können. Wenn man also auch nach langer Symptomdauer nur ähnlich wirksam wie im Traum umfokussieren könnte (und die Hypnotherapie ermöglicht das), dann kann man auch solch massiv gebahnte und vernetzte Problemmuster wirksam transformieren, auch nach langen Jahren leidvoller Symptompräsenz. Die Grundkompetenzmuster, die für eine gesunde Auflösung von psychischen, psychosomatischen und/oder interaktionellen Problemen verwendet werden, sind auch dann im Erfahrungsspektrum der Beteiligten gespeichert (Erickson u. Rossi 1981; Gilligan 1991; Schmidt 1992a).

Wenn man z. B. beachtet, welche psychosomatischen Umschaltprozesse spontan-unwillkürlich innerhalb eines Traumgeschehens ablaufen, wie schnell sich z. B. Blutdruck und Herzschlagfrequenz einfach dadurch erhöhen oder erniedrigen lassen, je nachdem, welche Trauminhalte wir gerade produzieren, können wir eine Vorstellung davon entwickeln, wie sich diese Potenziale z. B. für die Regelung von Blutdruck, Herzfrequenz und vielen sonstigen Prozessen systematisch einsetzen lassen – und zwar ohne jede Medikation. Dafür gibt es zahlreiche Forschungsbelege aus der Hypnotherapie (Revenstorf 2003). Auch das weiße Blutbild (und damit auch das Immunsystem) kann beeinflusst werden, je nachdem, in welche Richtung man eine Imagination bei sich anlegt (Bongartz u. Bongartz 2000).

Aus dieser Sicht werden Menschen als „multiple Persönlichkeiten" in einem sehr positiven Sinne gesehen, bei denen die jeweils gerade gelebte und erlebte „Persönlichkeit" durch die Art der Aufmerksamkeitsfokussierung bestimmt wird. Ebenso verfügen Familien und Organisationen über viele Variationen von Organisations- und Interaktionsmustern, sind ebenso „multipel". Je nachdem, wohin, d. h., auf welche der vielen möglichen Erlebnisbereiche gerade fokussiert wird, wird man partiell zu jemand anderen, springt praktisch eine unserer vielen möglichen Persönlichkeitsvarianten ins Bewusstsein und übernimmt die „Regierungsfunktion" (siehe auch Ornstein 1992). Quasi gibt es uns gar nicht als statische Wesen, wir er-finden und er-zeugen uns eigentlich Sekunde für Sekunde unseres Er-Lebens durch Fokussierung von Aufmerksamkeit.

Hypnotherapie macht sich diese natürlichen Prozesse nur zunutze. Dies ist allerdings keine neue Entdeckung. Alle schamanistischen Heilungsprozeduren seit tausenden von Jahren gehen nach dem gleichen Prinzip vor. In der schamanistischen Tradition von Hawai wird dies z. B. kurz zusammengefasst mit dem Spruch: „Energy flows, where attention goes ..." Dort, wo die Aufmerksamkeit hingeht, geschehen verwirklichte Physiologie, Emotion und Denken.

3.2 Priming

Hypnotisch wirkende Prozesse geschehen aber nicht nur im Traum oder in einer Hypnotherapie. Der gesamte Alltag, auch im wachen Leben, kann beschrieben werden als eine permanent fluktuierende und synchron zwischen mehr willkürlicher und mehr unwillkürlicher Fokussierung oszillierende Gestaltung der Wahrnehmung. Im Alltag allerdings organisieren die meisten Menschen dies so, dass die bewussten Fokussierungen oft ziemlich stark abgetrennt von den unwillkürlichen ablaufen (die dann unbewusst genannt werden), was ja nur in dem Fall zum Problem wird, wenn diese beiden Ebenen völlig konträr wirken und sich behindern (wie z. B. bei Symptomen).

Erkenntnisse darüber, wie massiv Prozesse der Aufmerksamkeitsfokussierung wirken, lassen sich aber nicht nur durch die Konzepte der Hypnotherapie gewinnen.

Auch andere Forschungsergebnisse belegen deutlich, wie intensiv Prozesse der Fokussierung von Aufmerksamkeit menschliches Erleben nicht nur mental, sondern auch physiologisch beeinflussen und gestalten. Viele Forschungen in der Sozialpsychologie, die unter dem Begriff „Priming“ subsumiert werden, belegen das eindrucksvoll (Higgins 1996; Bargh et al. 1996; Bargh et al. 2001; Storch u. Krause 2002).

Priming meint eine Art Bahnung von Assoziationen, abgeleitet von engl. „Zündung“: gemeint ist eine assoziative Voraktivierung von Teilen des semantischen Wissens durch einen Hinweisreiz = prime. Die Wahrscheinlichkeit des Abrufes eines bestimmten Wortes aus dem semantischen Gedächtnis wird erhöht, wenn dieses Wort durch einen Hinweisreiz voraktiviert worden ist.

Priming beschreibt, anders ausgedrückt, schlicht Prozesse der Aufmerksamkeitsfokussierung, durch die unbewusst physiologische Reaktionen, Haltungen, emotionale Reaktionen und Absichten aktiviert werden können. Ein anderes, mich wegen seiner typischen Alltagsnähe immer wieder sehr beeindruckendes Beispiel: Bargh et al. (1996) bildeten für ein Experiment verschiedene Gruppen, bei denen die TeilnehmerInnen homogene Voraussetzungen mitbrachten, u. a. auch hinsichtlich ihrer körperlichen Befindlichkeit. Einer der Gruppen wurden Wörter zum Thema „Alter“ angeboten, aus denen Sätze gebildet werden sollten. Andere Gruppen bekamen Wörter mit der gleichen Aufgabe, aber zu anderen, neutralen Themen. Untersucht wurde aber nicht, wie viele Sätze gebildet wurden, sondern wie lange die jeweiligen Mitglieder der diversen Gruppen brauchten, um nach Verlassen des Raums, in dem der Test stattgefunden hatte, den langen Flur bis zum Ausgang des Gebäudes zu gehen. Dabei stellte sich heraus, dass die Gruppe, die Angebote (also ein Priming) zum Thema „Alter“ bekommen hatte, signifikant länger brauchte für den Weg als die Vergleichsgruppe, obwohl die Beteiligten körperlich genauso gut in Form waren. Durch die längere Kommunikation mit dem Lebensbereich „Alter“ als Fokus wurden offenbar sehr wirksam neuronale Netzwerke gebahnt, die auch zu wirksamen physiologischen Umschaltungen führten, ohne dass dies von irgendjemand aus der Gruppe bewusst angestrebt worden wäre. Die Beteiligten aktivierten also durch diese Fokussierung von Aufmerksamkeit ihr Potenzial, sich langsamer zu bewegen (und wahrscheinlich auch, sich als älter zu erleben).

Diese Art des Priming entspricht völlig den Kommunikationsprozessen, die auch in einer Erickson'schen Hypnotherapie ablaufen. Dort werden keineswegs nur offizielle Tranceinduktionen der klassischen Art genutzt, sondern sogar überwiegend Gespräche, die zielgerichtet immer wieder Themen und Erlebnisprozesse fokussieren, die dem gewünschten Ergebnissen dienen sollen (so genannte Konversationstrance). Auch der „Solution Talk“ (anstelle von „Problem Talk“) wie ihn S. de Shazer vorschlägt, drückt genau das Gleiche wie das hier beschriebene Priming aus. Priming ebenso wie Solution Talk und ähnliche fokussierende Gesprächsgestaltungen können mit indirekter hypnotischer Induktion gleichgesetzt werden. Untersuchen wir aber auch jede Art der Alltagskommunikation, in Familien z. B. ebenso wie in Organisationen wie Firmen etc. oder auch im gesellschaftlichen Diskurs, weisen auch diese Kommunikationsprozesse die genau gleichen dynamischen Wirkfaktoren auf wie eine Erickson'sche Hypnotherapie oder wie ein Priming (Schmidt 1992b). Und Symptome lassen sich ebenfalls nach gleichen dynamischen Prinzipien der Aufmerksamkeit beschreiben (siehe Kapitel 4). Die gesamte Arbeit in Therapie und Beratung sollte deshalb auch sehr differenziert und kritisch daraufhin geprüft werden, welche Primingprozesse mit welcher Wirkung dort ablaufen und welche Art des Priming dort besonders hilfreich wäre. Ja, man könnte sich fragen, ob nicht die gesamte Kooperation in Therapie und Beratung als ein konsequentes Ritual der Aufmerksamkeitsfokussierung und des zielgerichteten Priming verstanden und entsprechend ausgerichtet werden sollte.

Die für das Erleben sehr wirksame Bahnung von Assoziationen kann auch auf vielen anderen Ebenen geschehen, z. B. auf der, die üblicherweise „motivationales Priming" genannt wird.

Wann immer etwas als eher positiv oder negativ von einem jeweiligen Individuum bewertet wird (und dies läuft ja immer blitzschnell und automatisiert auf unbewusster Ebene ab – Amygdala etc.), werden damit sofort Annäherungs- oder Vermeidungstendenzen durch dieses Individuum in Gang gesetzt, ebenfalls schon blitzschnell unbewusst und unwillkürlich.

Es können aber auch, und dies kann für uns im Sinne der Chancen von willkürlich herbeiführbaren Interventionen in Therapie und Beratung noch sehr nützlich werden, bestimmte muskuläre Aktivitäten die Gefühlslage beeinflussen. In vielen Experimenten konnte dies gezeigt werden. Z. B. wurden Versuchspersonen ihnen nicht bekannte neutrale chinesische Schriftzeichen gezeigt, während sie den Arm entweder streckten (muskuläre Aktivität des Vermeidens) oder beugten (muskuläre Aktivität des Annäherns). Die Zeichen, die assoziiert waren mit einer Armbeugung, wurden später jeweils positiver beurteilt als die, welche mit einer Streckung verbunden waren. Solche Befunde sind zahlreich (Grawe 2004, 266 ff.).

Auch sie zeigen, dass auf sehr vielfältige Art Aufmerksamkeit fokussiert werden kann mit sehr wichtigen Auswirkungen auf das Erleben und auf das Verhalten, wobei die entscheidenden Aspekte dieser Prozesse jeweils schneller unbewusst und unwillkürlich vorentschieden sind, als uns das vielleicht in unserem bewussten Denken oft lieb ist.

Wenn man sich klar macht, wie viele solcher fokussierenden Kommunikationsprozesse im Alltag auf uns einrieseln (Nachrichten; Werbung; übliche, redundante Kommunikation am Arbeitsplatz; familiäre Kommunikation), wird deutlich, wie oft und wie unterschwellig intensiv wir im Alltag zu hypnotischen Prozessen eingeladen werden und uns gegenseitig dazu einladen, aber auch, wie oft wir uns z. B. durch innere Dialoge und andere Selbstkommunikationen selbst hypnotisieren, ohne es zu wollen. Und wenn wir sehen, wie durch die Bedingungen, welche die Krankenkassen setzen – in krass einseitiger Weise defizit- und pathologiefokussierend –, über KlientInnen kommuniziert wird und auch werden muss, wenn die Kasse bezahlen soll, brauchen wir uns nicht zu wundern, wenn alle Beteiligten, HelferInnen ebenso wie KlientInnen, einen sehr eingeengten „Tranceblick" entwickeln und nur noch sehr schwer eventuelle Kompetenzen und Ressourcen bei KlientInnen sehen können. Aus diesem Grund habe ich in der *Fachklinik am Hardberg* in der *Abteilung für hypnosystemische Psychosomatik*, die ich dort leite, seit langer Zeit eingeführt, dass wir die obligatorisch pathologieorientierten Berichte über KlientInnen systematisch durch Kompetenzberichte ergänzen, beide auch den KlientInnen zur Einsicht geben und sie bitten, die jeweilige Wirkung der Berichte auf ihr Erleben zu prüfen. So können wir wenigstens aus dieser Zwickmühle einen konstruktiven Nutzen machen (kompetenzfokussierend gedacht) (Schmidt 2004).

4. Verständnis von Problemen und Symptomen als Ergebnis von selbsthypnotischen Tranceinduktionen

Die deutlich ausgeprägtere Schnelligkeit, Effektivität und Ökonomie unwillkürlicher Prozesse gilt nun leider nicht nur für gewünschte, sondern eben auch für vom bewusst-willkürlichen „Ich" ungewünschte unwillkürliche Prozesse. Wir müssen deshalb hier noch einmal die Unterscheidung zwischen unerwünschter oder „Problem"- und „gewünschter" oder „Lösungs"-Trance machen.

Bei der Betrachtung der Dynamik von Symptomen zeigt sich praktisch immer sehr deutlich, dass die Kraft des willkürlichen Wollens meist keine Chance hat gegen unwillkürliche Prozesse. Als Symptom (gerade auch als solches, unter dem man leidet) wird immer nur ein Prozess erlebt, den man auf bewusster, willkürlicher Ebene nicht will, der sich aber dennoch machtvoll auf unwillkürlicher Ebene durchsetzt, auch wenn man willkürlich versucht, dies zu verhindern.

Wenn z. B. eine erwachsene, durchaus sonst sehr kompetente Person in einer Begegnung mit jemand, den sie als irgendwie bedrohliche Autorität oder Ähnliches einstuft, sich plötzlich als klein, schwach, ängstlich-zittrig erlebt, fast einen Schweißausbruch und einen „Kloß im Hals" bekommt, begleitet von sehr ungewünschtem Erröten, dann kann man sehr präzise von einer altersregressiven Spontantrance im Organisationskontext sprechen (Schmidt 1992b), allerdings sicher keiner gewünschten. Hypnotische Prozesse finden also keineswegs nur statt in einer Hypnotherapie, sondern überall im Alltag.

Solche Prozesse werden meist vom bewussten, willkürlichen Teil unseres Erlebens abgewertet und bekämpft, das bewusste „Ich" erlebt sich ja als dem unwillkürlichen „Es" ausgeliefertes Opfer. Unbewusste, unwillkürliche Prozesse werden deshalb in unserer Kultur von sehr vielen Menschen als bedrohlich, schlecht, anrüchig, dubios angesehen, rationale, kognitive Prozesse werden meist eindeutig als besser und wünschenswerter angesehen. Die Lösungsversuche des Bekämpfens aber verringern oder bewältigen so gut wie nie das Problem, meist verstärken sie es noch (siehe z. B. auch Watzlawick, Weakland u. Fish 1971). Es werden massive Inkonsistenzen erlitten (Grawe 2004).

Solche Inkongruenzen und Inkosistenzen entstehen meist dadurch, dass, wenn bei Individuen und/oder in sozialen Systemen Erlebnisprozesse als bedrohlich und unerwünscht angesehen oder als intensive (z. B. kognitive) Dissonanzen erlebt werden, diese aus der akzeptierten Kommunikation „exkommuniziert" werden. Wenn diese Prozesse aber für Beteiligte trotzdem noch wichtig und sinnvoll erscheinen (z. B. weil sie Interessen dienen, die nicht offiziell akzeptiert sind), werden sie aus der bewussten, mehr willkürlichen, mit der offiziellen Ich-Identität verbundenen Erlebnisweise dissoziiert, auf unwillkürlicher Es-Ebene aber, die als nicht selbstverantwortlich gilt, werden sie dennoch gelebt – das „Es ist halt passiert" bekommt die Verantwortung. So entstehen antagonistische und teilweise destruktive Muster; die jeweils offiziellen Ziele eines Systems werden durch diese Muster unterlaufen, schon deshalb, weil eben unwillkürliche Prozesse schneller und wirksamer ablaufen.

Gerade wenn man etwas schon länger als Problem erlebt, so zeigt die hypnotherapeutische Erfahrung, engt sich typischerweise der Wahrnehmungsfokus der Betroffenen besonders ein, ihre Erlebnisprozesse sind besonders intensiv mit den Problemmustern assoziiert, man kreist um das Problem, es fallen einem meist nur noch Lösungsstrategien ein, die das Problem geradezu stabilisieren oder verstärken, „die Lösung wird zum Problem" (Watzlawick, Weakland u. Fish 1971). Der Fokus ist dann eingeengt wie bei einer klassischen Fixationshypnose, die unwillkürlich mit dem Problemerleben assoziierten Muster herrschen vor.

Diese leidvollen unwillkürlichen Prozesse lassen sich heute auch schon ziemlich differenziert aus hirnphysiologischer Perspektive beschreiben. Gerade diese Zugangsweise zeigt aber auch besonders nachdrücklich, wie sinnvoll und hilfreich die (z. B. hypnotherapeutische) Arbeit mit unwillkürlichen Erlebnisprozessen, insbesondere bei schweren Symptomprozessen, wirken kann. Grawe (2004, S. 30 f.) beschreibt dies eindrucksvoll z. B. für den Bereich von Depressionen und Ängsten, die gleichen Zusammenhänge gelten aber grundsätzlich für alle Symptombereiche. Er beschreibt z. B., wie ein Psychotherapeut, der die Ergebnisse der modernen Hirnforschung in seiner Arbeit berücksichtigt, sich vor seinem inneren Auge die Prozesse bei einer depressiven Patientin (hier Frau H. genannt) vorstellt:

> Er sieht „die seit langem überaktivierte und deshalb hypertrophierte Amygdala von Frau H., die selektiv überempfindlich auf emotional negative Situationen anspricht. Sie hat viele überaus gut entwickelte Verbindungen zum ventromedialen Teil des rechten präfrontalen Cortex, dessen Aktivierung mit negativen emotionalen Zuständen verbunden ist. Er weiß auch um die Fülle gut gebahnter Projektionen zwischen diesem und dem dorsolateralen Teil des rechten präfrontalen Cortex, der maßgeblich an der Repräsentation von Vermeidungszielen beteiligt ist. Daneben sieht er, wie verkümmert mangels genügender Aktivierung diese beiden Projektionsfelder des präfrontalen Cortex auf der linken Seite sind, die beim Erleben positiver Emotionen und bei der Verfolgung von Annäherungszielen aktiviert wären." Und weiter sieht dieser neurophysiologisch interessierte Therapeut den „durch den schon lange viel zu hohen Cortisolspiegel der Patientin [ein Indikator für intensiven Stress und Angst; G. S.] deutlich geschädigten und geschrumpften Hippocampus, mit dem in diesem Zustand nicht mehr viel anzufangen ist, der aber für das Erlernen neuer Beziehungen, also z. B. des Zusammenhangs zwischen ihrem Verhalten und dem ihrer Interaktionspartner, und überhaupt für die Bildung neuer Gedächtnisinhalte sehr wichtig wäre." Und weiter schließt Grawe daraus: „Dem Therapeuten ist klar: So hat es nicht viel Sinn, mit der Patientin an ihren Problemen zu arbeiten", denn zunächst muss der Therapeut erst einmal „die Aktivierung dieser hypertrophierten [das Problem stabilisierenden; G. S.] Verbindungen hemmen und die verkümmerten Synapsen im linken präfrontalen Cortex so oft wie möglich aktivieren".

Denn sonst werden sich die zur Zeit dominierenden Synapsenverknüpfungen (neuronale Netzwerke) immer wieder durchsetzen, die (hier als Modelltypus beschriebene) Patientin H. wäre völlig überfordert von den therapeutischen Angeboten, selbst wenn sie bewusst und willkürlich aktiv mitarbeiten wollte. Auch hier sollte aber betont werden, dass diese Schilderungen keinen Grund für Hoffnungslosigkeit bieten! Sie weisen nur darauf hin, dass es wenig Sinn hat, an den Problemen, sehr viel Sinn aber hat, an der Aktivierung (durch systematische Fokussierung der Aufmerksamkeit) der durchaus vorhandenen, aber schlummernden Kompetenzen zu arbeiten!

Die bisher bei der Modellpatientin unterentwickelten bzw. verkümmerten, geschrumpften neuronalen Netzwerke, die für eine Besserung ihrer Probleme von zentraler Bedeutung sind, lassen sich aber durchaus wieder stärken und zu einflussreicheren, ja sogar mit großer Wahrscheinlichkeit zu den einflussreichsten neuronalen Netzwerken aufbauen. Dafür müssen sie aber intensiv aktiviert werden. Dies ist zwar schon in völliger Selbstorganisation grundsätzlich möglich, aber auch schwer. Hier kann eine aktive Einladung zu entsprechender Aufmerksamkeitsfokussierung von außen sehr hilfreich sein. Aus den hier dargelegten Überlegungen lässt sich generell ableiten, dass a) eine sehr zu beachtende strategische Ausrichtung der Interventionen in Therapie und Beratung immer auch sein sollte, die intensive Kraft und Schnelligkeit der vorherrschenden, ungewünschten unwillkürlichen Prozesse zu unterbrechen, zu schwächen durch viele Maßnahmen, welche die erlebte Fähigkeit zur willkürlichen Unterbrechung und zur Einflussnahme auf diese ungewünschten Prozesse stärkt (Problemtranceexduktion). Dies sollte b) immer als ergänzend zu allen Interventionen bedacht werden, die direkt eine Induktion und wirksamen dauerhaften Zugang zum gewünschten Lösungserleben bewirken (Lösungstranceinduktion). Und dazu sollte jeweils c) angestrebt werden, wie man schnell und nachhaltig wirksam Transferhilfen aufbauen kann aus den Mustern der Problemtrance herüber in die Muster der Lösungstrance, sodass es gar keinen Schaden mehr darstellen muss, wenn das Problemmuster „anspringt", sondern gerade dies zu einer Übergangshilfe und Chance wird für das Ingangsetzen der Lösungsmuster (Utilisation der Problemmuster).

Bedenkt man außerdem, dass die beschriebenen, für das Problemerleben so einflussreichen neuronalen Verbindungen zum größten Teil auf völlig unbewusster Ebene unwillkürlich zustande kommen und ganz offensichtlich verbalen Interventionen nur sehr schwer oder gar nicht zugänglich sind, stellen sich doch viele Fragen in der Auseinandersetzung mit vielen systemischen Arbeiten, die ganz ausdrücklich betonen, wie wichtig die Sprache für die Gestaltung von Interventionen sei.

Würde man aber, selbst wenn die Patientin dies ausdrücklich wollte, vorrangig problemorientiert arbeiten und z. B. ihre Probleme mit ihr zusammen analysieren wollen, bestünde die große Gefahr, dass, so gut dies auch gemeint wäre, eher wieder die bisher dominierenden, problemstabilisierenden Netzwerke gestärkt würden und die Verkümmerung der hilfreichen Netzwerke bestehen bleiben würde. Haben wir in Therapie oder Beratung einen Auftrag, die KlientInnen dabei zu unterstützen, gewünschtes Erleben aufzubauen, resultiert aus diesem Verständnis folgerichtig die Aufgabe der TherapeutInnen oder BeraterInnen, systematisch Angebote zu machen, die so viel Aufmerksamkeit als möglich auf dieses gewünschte Erleben fokussiert, um den Ziel-Erlebniszustand zu aktivieren. *Wenn man also etwas verstehen wollte, dann nicht als Erstes das Problem, sondern vor allem anderen die Prozesse, die zu einem gewünschten Lösungserleben beitragen.* Diese Art des Verstehens wirkt gleichzeitig als Intervention für wirksame Fokussierung von Aufmerksamkeit auf dieses gewünschte Erleben. Die oben geschilderten imaginativen Prozesse, die üblicherweise mit der Vorstellung von Tranceinduktionen verbunden werden, wirken häufig als besonders hilfreicher Zugangsweg zu unwillkürlichen Kompetenzen. Insofern haben auch die klassischen „Entspannungstrance"-Prozesse oft durchaus großen Nutzen. Sie stellen einfach einen deutlichen Unterschied her zur üblichen Gewohnheitswirklichkeit, und dies kann an sich schon wirken wie eine Intervention.

Folgen TherapeutInnen und BeraterInnen aber der Maxime, mehr in Richtung des gewünschten Lösungserlebens zu fokussieren, geraten sie oft schnell in massive Dilemmata, da viele KlientInnen ja unbedingt sich lange mit den Problemen beschäftigen wollen, in der Hoffnung, dass dies zur Lösung beitragen werde. Wie man solche Dilemmata konstruktiv in guter Kooperation mit den KlientInnen auflösen kann, werde ich weiter unten zeigen.

Da qualitativ solche Symptomprozesse genau so ablaufen, als ob eine „Trance" mit Vorherrschen von Unwillkürlichem induziert worden wäre, haben S. Gilligan und ich vorgeschlagen, dies „Symptomtrance" oder „Problemtrance" zu nennen (Gilligan 1991; Schmidt 1987, 1992b; Wolinsky 1993).

Anhand von Abbildung 3 soll gezeigt werden, wie man sich Symptomtranceprozesse vorstellen kann. Bei jedem Menschen laufen ohnehin praktisch immer synchron viele Erlebnisprozesse parallel ab, manchmal mehr kongruent oder konsistent (Grawe 2004), manchmal weniger. Im Falle eines Symptoms ereignen sich im Quadranten „unwillkürlich und fließend/bildhaft" dann Prozesse, die von der bewusst-willkürlichen Wahrnehmung des gewohnten „Ich" als sehr unerwünscht oder gar massiv bedrohlich erlebt werden. Dieses „Ich" lässt sich beschreiben als im Quadranten „willkürlich und strukturiert" an-

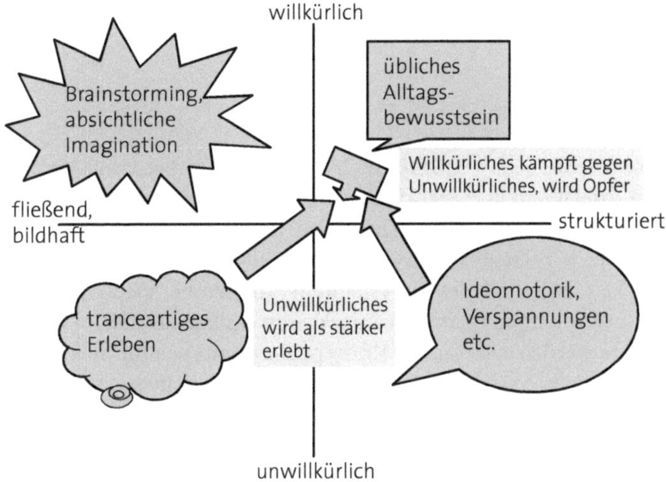

Abbildung 3: Organisationsdynamik bei Symptomen

gesiedelt. Das „Ich“ versucht, die ungewünschten unwillkürlich und fließend/bildhaft ablaufenden Prozesse „in den Griff“ zu bekommen, aber vergeblich. Dass diese Prozesse überhaupt so gegenläufig funktionieren, dürfte vor allem damit zusammenhängen, dass sie vorher in den Bereich der unbewussten oder impliziten (ebd.) Wahrnehmungsbereiche abgedrängt (oder, anders formuliert: dissoziiert) wurden, höchstwahrscheinlich, um z. B. kognitive Dissonanzen (Festinger 1978) zu vermeiden. Allerdings hat das „Ich“ meist mit seinen Versuchen so keine anhaltenden Chancen, es erlebt sich als Opfer der von ihm als böse, schlecht, krank, unfähig, bedrohlich bewerteten unwillkürlichen Prozesse. Seine typischen Lösungsversuche sind dann auch meist verständlicherweise entweder Kampf, Abwehr, Flucht, Verleugnung, Verdrängung oder später, wenn auch dies als vergeblich erlebt wird, Verzweiflung, massive Angst und Resignation. Parallel dazu werden in diesem Kampfprozess die meisten bewussten Imaginationen (oberer linker Quadrant) oszillieren zwischen Sehnsuchtsbildern („Wenn es mir doch endlich gelingen würde ...“) und, je länger er nicht zu dem gewünschten Ergebnis führt, zunehmenden Hoffnungslosigkeits- und Verzweiflungsbildern.

5. Der systemische Ansatz

Die inzwischen sehr weit verbreiteten systemischen Beratungskonzepte haben ihre Wurzeln in der Tradition der Familientherapie (Hoffman 1982; von Schlippe u. Schweitzer 1996). Im Lauf der letzten Jahrzehnte haben sie sich darüber hinaus zu einem allgemeineren Metakonzept entwickelt, innerhalb dessen systemisch-familientherapeutische Arbeit nur ein (wenn auch relativ wichtiges) Anwendungsfeld ist.

Heute werden systemische Konzepte intensiv auch für die Beratung andere sozialer Systeme als z. B. Familien genutzt. Insbesondere auch in der Anwendung auf Organisationsberatung und Teamberatung hat sich geradezu ein Boom entwickelt, wobei aber stringente und konsistente Modelle für die systemische Arbeit mit Teams noch relativ selten sind.

In die Entwicklung der systemischen Konzepte sind viele Anleihen aus unterschiedlichen Wissenschaftszweigen eingeflossen, z. B. aus der Biologie und Medizin (von Bertalanffy; Cannon), der Kybernetik, der Physik, der Synergetik (Haken) u. a. Wichtige Theorien für die modernen systemischen und hypnotherapeutisch-lösungsorientierten Konzeptionen sind die Theorie der Selbstorganisation lebender Systeme (Autopoiese) (Maturana, Varela), der radikale Konstruktivismus und der soziale Konstruktionismus (Gergen 1996). Letzterer beschäftigt sich damit, wie jeweils Realitäten in wechselseitigem Austausch, in gemeinsamem Aushandeln der Beteiligten konstruiert werden.

5.1 Systemische Prämissen

Menschliche Erlebnis- und Verhaltensweisen vollziehen sich immer in Zusammenhang mit anderen Menschen und anderen Umweltkräften und in Bezug auf sie. Die relevante Grundeinheit, die es zu betrachten gilt, ist, über den individuellen Organismus hinausgehend, das ganze Ökosystem, in das dieser eingebettet ist. Das Ökosystem umfasst zumindest den Organismus und die ganze biosoziale und physikalische Umgebung, d. h. Menschen, Tiere, Pflanzen, geografische Faktoren usw. (Guntern 1984). Ohne diese ökosystemischen Umgebungsbedingungen ist ein Organismus nicht verstehbar, sein individuelles Sein nicht denkbar.

Vom ursprünglichen Wortsinn her bedeutet „System“ etwas, was zusammen- *(syn)* -steht *(staurein)* oder -liegt *(histamein)*. Eine gängige Definition lautet: Ein System ist „ein Satz von Elementen und Objekten zusammen mit den Beziehungen zwischen diesen Objekten und deren Merkmalen“ (Hall a. Fagen 1956). Hiermit wird deutlich auf Wechselwirkungen fokussiert und nicht auf den Elementen inhärente „Eigenschaften“. Es sind diese Wechselwirkungen, die den Zusammenhalt eines Systems gewährleisten. Diese Organisation der Wechselwirkungsmuster sind genauso wesentlich wie die einzelnen Elemente des Systems. Diese Wechselwirkungen (oder auch Beziehungen) laufen nicht planlos und zufällig ab, sondern folgen bestimmten *Regeln.* Für lebende Systeme wird angenommen, dass die Regeln darauf ausgerichtet sind, das System dazu fähig zu machen und sein Bestehen auch ganz darauf auszurichten, sich in selbst organisierender Weise selbst zu reproduzieren (Autopoiese, s. Maturana 1982). Leben reproduziert sich selbst, die wichtigste Aufgabe des Lebens scheint das (nach der Thermodynamik unwahrscheinliche) Produzieren von Leben zu sein. Dies wird durch den Aufbau von Negentropie-Ordnungsprozessen gewährleistet – so „trotzen Organismen gerade dem zweiten thermodynamischen Hauptsatz und produzieren Ordnung statt Entropie“ (Willke 1991, S. 98 f.). So schaffen lebende Systeme gegen die Wirkung starker Außenkräfte „über hyperzyklische, metabolische und schließlich sinnkonstituierende Prozesse [...] unwahrscheinliche Zustände und organisierte Komplexität“, die „Gesetzmäßigkeiten aufweist, welche sich nicht auf die Gesetz der Physik reduzieren lassen“ (ebd.).

Damit also ein lebendes System sein Leben sichern und es reproduzieren kann, erzeugt es sich selbstrückbezügliche Regeln, die seinen Aufbau auch erst wieder ermöglichen und die u. a. auch wieder dafür sorgen sollen, dass die Regeln weiter aufrechterhalten werden. Da dies aber wieder in Auseinandersetzung mit einer sich ständig fluktuierend ändernden Umwelt geschieht, reicht es nicht aus, die bisherigen Regeln alle starr zu belassen (Homöostase), sondern einen Teil der Regelungen muss es auch immer wieder in Abstimmung mit der Umgebung verändern (Morphogenese), gerade um zu sichern, dass seine Stabilität weiter ermöglicht wird: „Wer einigermaßen der Gleiche bleiben will, muss sich ständig verändern ..." Es geht also immer um die optimale Balance zwischen Homöostase- und Morphogenesetendenzen im Austausch mit der Umwelt.

Im sozialen Bereich weisen diese Fähigkeiten z. B. alle jene gewordenen Gruppen auf, die sich als funktionale Einheiten mit Zielen entwickelt haben und sich an darauf abgestimmten Regeln orientieren. Familien, aber auch andere Gruppen, ebenso z. B. Therapeuten-Patienten-Beziehungen, können so als lebende soziale Systeme verstanden werden. Auch diese Systeme sind natürlich wieder in größere Systeme vernetzt. Allerdings kann es bei sozialen Systemen auch häufig solche geben, die von vornherein darauf ausgelegt sind, für bestimmte Ziele zu wirken und sich dann auch gerade als Teil ihrer sinnvollen Organisation selbst wieder aufzulösen, z. B. Projektorganisationen, Hilfsorganisationen, die nur für die Abwicklung einer bestimmten Notsituation gegründet wurden oder eben auch Therapeuten-Patienten-Systeme etc. Der Zweck des „Lebens" solcher Systeme ist ebendann nicht der Selbstzweck, ihr Überleben auf Dauer zu sichern, genau das würde vielleicht eher Probleme schaffen. Dies stellt einen wichtigen Unterschied zu biologischen lebenden Systemen dar, sowohl für das Verständnis der Organisation und Dynamik solcher Systeme als auch für die Bildung eventueller Interventionen. Deshalb sollten biologische Systemmodelle (z. B. Homöostasemodelle aus der Medizin) nicht platt übertragen werden auf die Betrachtung sozialer Systeme.

Individuelle Erlebens- und Verhaltensprozesse werden also auch aufgefasst als Phänomene, die in Interaktionsnetzwerken ablaufen und auf die solche Regelungen einwirken. Sie können nicht mehr nur aus Betrachtungen des „Ich", „Selbst" usw. beschrieben werden. Dabei üben alle an einer Interaktion Beteiligten wechselseitig (oft synchron) Einfluss aufeinander aus, sie bestimmen auch immer wechselseitig die jeweiligen Bedingungen der anderen im Interaktionsfeld. Sie wirken mit all ihren Beiträgen ständig als intensives Feedback füreinander. Linear-kausale Zuschreibungen i. S. v. „Dies war die Ursache, dies die Wirkung" (z. B. eines Verhaltens) stellen eine willkürliche und verzerrende Interpunktion dar (Watzlawick, Weakland u. Fish 1971), die sofort auch wieder rückbezüglich das Geschehen beeinflusst (z. B. eine Schuldzuweisung). Bei Prozessen, in denen die „Wirkungen" auf die „Ursachen" zurückwirken und so aus den „Ursachen“ wieder „Folgen“ werden und umgekehrt, spricht man von zirkulären Prozessen (Bateson 1982).

Noch einmal zusammengefasst, sind für systemisch orientiertes Arbeiten in Therapie und Beratung folgende Aspekte wichtig:

Zirkularität: Nicht nur der individuelle Zustand einzelner Beteiligter ist von Bedeutung, sondern besonders die Beziehungen und Wechselwirkungen zwischen ihnen. Jedes Verhalten jedes Beteiligten ist gleichzeitig Ursache und Wirkung des Verhaltens der anderen Beteiligten (Zirkularität). So ist es auch wenig sinnvoll, bestimmte „Charaktereigenschaften“ zu definieren, etwa eine Person „sei“ so oder so, sondern ihr „Sosein“ wird verstanden als Teil eines Wechselwirkungsprozesses, einer Interaktion in ihrem systemischen Sinnzusammenhang.

Kommunikation: Eine wichtige Betrachtungs- und Gestaltungsebene ist die Art, wie Kommunikation wechselseitig geregelt wird, ebenso die Art, wie diese Kommunikation psychische und biologische Abläufe beeinflusst und wie diese wiederum die Kommunikation beeinflussen (Feedbackschleifen). Hierbei muss besonders berücksichtigt werden, wer wie wann mit wem als zum relevanten System gehörend oder nicht dazugehörend betrachtet wird (System-Umwelt-Grenzen).

Kontext: Alles gewinnt seine Bedeutung, seinen Sinn und seine Wirkung erst in seinem Situationszusammenhang, seinem (ökosystemischen) Kontext. Werden verallgemeinernde, aus den jeweiligen Kontexten gerissene Beschreibungen vorgenommen, etwa bei psychopathologischen oder Organisationsdiagnosen, erscheinen viele Phänomene in ihrem Sinn nicht mehr verstehbar.

Dies hat gravierende Folgen für die Beteiligten selbst, auch für Berater, die Aufträge erhalten, die auf der Basis solcher aus dem Kontext gerissenen Verallgemeinerungen und Individualisierungen gegeben werden. Ob zum Beispiel etwas als Kompetenz, als verstehbarer, womöglich wertschätzbarer Lösungsversuch oder gar als adäquate Lösung für bestimmte Ziele unter bestimmten Situationsbedingungen verstanden werden kann oder ob genau das gleiche Phänomen eher als Inkompetenz, Krankheit, Versagen gesehen wird, hängt ausschließlich vom Kontextrahmen ab, in den man es stellt und in dem man es sieht. Erlebte (oder erlebt zu unserer Zeit) beispielsweise jemand als Mitglied einer Kultur mit dionysischen Ritualen, in der zum Zweck religiöser, „höherer“ Ziele (ekstatischer Erfahrungen) intensivster Alkoholkonsum (oder der Konsum anderer Hilfsmittel für Ekstase, z. B. Peyote, Ayahuasca etc.) praktiziert wird, einen enormen Kontrollverlust, so gilt dies als beglückende und bereichernde Erfahrung, die den Erlebenden ehrt und ihm in seiner Gemeinschaft eine bedeutsame Position sichert. Praktiziert jemand in unserer Gesellschaft einen physiologisch völlig identischen Kontrollverlust aber in einer Kneipe (also in einem anderen Kontext), die offensichtlich nicht den gleichen Sinnzusammenhang repräsentiert wie ein tief in der Tradition eines sozialen Systems verwurzeltes religiöses Ritual, dann gilt dies eher als ekelhafte, beschämende, ja kranke Verhaltensweise, die den Erlebenden tendenziell sogar aus der Gemeinschaft der als gleichwertig Geltenden ausgrenzt.

Deshalb ist es für kompetenzorientiertes systemisches Arbeiten von überragender Bedeutung, dass die relevanten Beobachter alle Phänomene so beschreiben und so mit Zielaspekten und Kontextbedingungen in Zusammenhang stellen, dass sichtbar werden kann, für was (z. B. für welche Ziele, für welche Situationen) ein bestimmtes Verhalten überhaupt als Kompetenz verstanden werden könnte (Prinzip der *Kontextualisierung* und der *Utilisation*).

„Krankheit" wird, insbesondere auch psychische und psychosomatische, dies folgt aus solchem Verständnis, nicht als „wirklich wahres" Phänomen angesehen, sondern ebenfalls als Konstrukt, wenn auch ein oft sehr bedeutsames. Dabei kann gerade das Konstrukt „Krankheit" ein eminent wichtiges Organisationselement eines Systems werden, deshalb sollte aus dieser konstruktivistischen Sicht keineswegs zwangsläufig geschlossen werden, man solle z. B. in einer Therapie das Konstrukt „Krankheit" zielgerichtet auflösen, um so die Menschen zu unterstützen, sich von dem Erleben zu befreien, ausgelieferte Opfer zu sein (wie dies heute noch häufig in der systemischen Therapie praktiziert wird). Grundsätzlich gesehen, erscheint dies durchaus sehr wünschenswert. Beachtet werden sollte dabei aber, wie das, wofür „Krankheit" im System in eventuell (unbewusst) gewünschter Weise wirkte, z. B. intensiverer Zusammenhalt im System, auf andere Weise erreicht werden kann. Sonst würde der Versuch, Krankheitskonzepte aufzulösen, vielleicht als Bedrohung erlebt werden und mit Abwehr beantwortet werden.

Konstruierte „Wirklichkeit" (= wirksames Erleben): Sie wird durch die Art konstruiert, wie etwas von etwas anderem unterschieden wird, wie es bezeichnet, wie es erklärt und wie es bewertet wird (Brown a. Harris 1978). Wird etwas zum Beispiel als Defizit bewertet, und wird in erster Linie darauf geschaut, was fehlt, was sich an Unerwünschtem abspielt, ohne Ausnahmen davon (z. B. solche, in denen etwas Gewünschtes, „Erfolgreiches" ablief) oder mit vielen Verallgemeinerungen („immer", „nie" etc.), wird damit das Bewusstsein aller Beteiligten auf diese Sichtweise hin eingeengt, quasi „hypnotisch gefärbt", auch das der Berater. Dann können vorhandene Kompetenzen und erfolgreiche Lösungsversuche nicht mehr gesehen oder viel undeutlicher werden; dies bewirkt dann auch ein Erleben von weniger Kompetenz und Selbstvertrauen.

Muster und Regeln: Werden in einem System solche Wirklichkeitskonstruktionen gestaltet durch miteinander verkoppelten Beiträge, die sich regelhaft wiederholen, wird die Beschreibung dieser Verkoppelungen von Beiträgen in Wechselwirkung „Muster" genannt. Typische „Bausteine" solcher Muster sind z. B. die Art, wie ein Phänomen beschrieben wird, wie ihm Bedeutung gegeben wird, z. B durch Erklärungen, Bewertungen, Schlussfolgerungen, welche Lösungsversuche daraus abgeleitet werden und welche Reaktionen darauf wieder gewählt werden, welches Verhalten, welche emotionale Reaktion usw. Dies sind Ebenen der Musterbildung, die auch in den interaktionellen Austausch einfließen. Ich nenne sie *Makromuster.*

Gleichzeitig laufen aber immer im *internalen* Erlebnissystem der Beteiligten eine Vielzahl von Prozessen ab, auch in regelhafter Weise. Diese sind für die Wahrnehmung und Verarbeitung all dieser Außenreize zentral, ich nenne sie *Mikromuster.* In der Diskussion der hypnotischen Prozesse erlangen gerade diese Mikromuster größte Bedeutung.

Jedes System zeigt Tendenzen, Muster stabil zu halten (Homöostase), da dies Orientierung und offensichtlich auch Sicherheit gibt. Jedes System braucht aber auch in einer sich ständig ändernden Umwelt Musteränderungen (Morphogenese), da es sonst nicht überleben kann. Die Regelungen in sozialen Systemen wirken auf das Erleben der Beteiligten, und dies wirkt wieder auf die Regelungen zurück.

Typische Regelungsbereiche, die wir in lebenden individuellen und sozialen Systemen immer wieder finden, sind z. B. Definition und Auswahl der Beteiligten (wer gehört dazu, wer nicht); Zielentwicklungsprozesse; die Art, wie Ziele kommuniziert werden; Entwicklung der

Schritte zum Ziel; wie und worüber wird kommuniziert bzw. darf kommuniziert werden; Grenzbildungen innen, zwischen den Teilbereichen des Systems; Nahtstellenkoordination intern, wie verbinden sich die abgegrenzten Innenbereiche wieder; Aspekte der Wertschätzung, Förderung und Motivation der Beteiligten; Abspracheregelungen; Rollenverteilung; Entscheidungsregeln und Hierarchieprozesse; Feedbackregelungen; Konfliktregelungen; informelle Begegnungsrituale; Grenzbildung nach außen; Nahtstellenkoordination nach außen (z. B. Nachbarn, Freunde, Kunden, andere Teams).

5.2 Die Regelungsprozesse im System als Tranceinduktion („Regeltrance“)

Auch die Erfahrungen mit den „Priming“-Experimenten weisen darauf hin, dass wir uns jeden Tag permanent wechselseitig „hypnotisieren“ durch kommunikative Angebote, welche die Bahnung von Assoziationen anregen („hypnotisieren“ i. S. v. wirksamer Fokussierung von Aufmerksamkeit auf allen Sinneskanälen, die unwillkürliches Erleben aktiviert).

Die in einem System Beteiligten wirken also durch ihre jeweiligen Beiträge als permanente „Einladung“ zu bestimmten Fokussierungen. Dabei ist kein Beteiligter gezwungen, in einer bestimmten Weise auf die Einladungen der anderen einzugehen, alle sind ja autonome lebende Systeme, wir sind alle Umwelten füreinander, die wir uns letztlich nicht zu etwas zwingen können. Damit das jeweilige System aber funktionieren kann, werden wechselseitig kontinuierlich Feedbacks produziert, die dazu dienen sollen, die Regelungen zu reproduzieren, die von den Beteiligten als hilfreich oder notwendig für den Bestand des Systems angesehen werden. Diese Feedbacks wirken als intensive Einladung zur Fokussierung der Aufmerksamkeit der Beteiligten auf allen Sinneskanälen und dazu, bestimmte Glaubenshaltungen aufzubauen und aufrechtzuerhalten i. S. v. „Was ist richtig/falsch, gut/böse“ etc. Und wenn ein Beteiligter aus der Sicht der anderen zu sehr von diesen Regelungen abweicht, wird er eventuell sehr heftiges, ja sogar schmerzhaftes Feedback dafür bekommen oder besonders belohnendes, wenn er Beiträge liefert, die als sehr dienlich für das System angesehen werden. Auch heftigstes schmerzliches Feedback muss niemand dazu veranlassen, die als gültig gehandelten Regelungen zu befolgen, ebenso kann sich jemand gegen noch so belohnendes Feedback abgrenzen. Aber mit hoher Wahrscheinlichkeit werden unter diesen Feedbackbedingungen die meisten Beteiligten diese Fokussierungseinladungen damit beantworten, dass sie ihre Wahrnehmung selektiv ausrichten auf alles, was diese Systemregelungen bestätigt. Damit wird aber ihr Erleben indirekt-hypnotisch gestaltet, Erleben und Verhalten werden auch unwillkürlich dem als gültig erlebten System angepasst. So „passiert es ganz unwillkürlich“, dass Denken, Fühlen, Physiologie und Verhalten wie von allein systemadäquat gestaltet werden, es sei denn, man wäre bereit, dafür einen hohen Feedbackpreis zu bezahlen. Diese Art des systembezogenen Erlebens habe ich „organisationale Regeltrance“ genannt (Schmidt 1992a).

Selbstverständlich bedeutet dies nicht Trance, wie sie klassisch definiert wird (s. Kapitel 2). Aber die geeichte Interaktion führt zu einem Bewusstseinszustand, aus dem wieder ein Verhalten hervorgeht, das genau diesen Bewusstseinszustand bestätigt.

Familien, in denen z. B. psychosomatische Probleme auftreten, verhalten sich oft so, als ob sie sich an Regeln orientieren würden wie: „Die Bedürfnisse der anderen sind wichtiger als die eigenen!“ „Man muss sich ganz normal verhalten, darf nicht auffallen oder abweichen.“ „Man ist für die anderen mehr verantwortlich als diese für sich selbst.“ „Man muss fast alle privaten Dinge gemeinsam machen, darf sich nicht abgrenzen.“ Trennung wird emotional oft als bedrohlich, gar existenziell gefährlich erlebt. Ähnliches gilt für Konflikte, man orientiert sich intensiv auf Harmonie. Interaktionen, die so geregelt werden, münden oft ein in massives Unwohlsein, latente Angst, große innere Spannung (s. a. Rittermann 1983).

In Organisationen, in denen z. B. wichtige Entscheidungsprozesse, welche die MitarbeiterInnen betreffen, nicht transparent kommuniziert werden, die Betroffenen sich über längere Zeit sehr unklar über ihre Situation und ihrer Position im System sind und auch den Wert eigener Beiträge nicht mehr als kongruent gewürdigt erleben, finden wir typischerweise ganz ähnliche Erlebnisprozesse und krank machende Regulationen wie in den oben genannten Familiensystemen.

6. Realität als Konstruktion von „Problemgeweben“ und „Lösungsgeweben“

6.1 Ein Modell der Musterorganisation als Basis für die Kooperation mit Unwillkürlichem

Bisher haben wir die Prozesse der dominierenden unwillkürlichen und der willkürlichen Initiierung von Aufmerksamkeitsfokussierung, die ja alle Wahrnehmung und Erlebnisgestaltung bestimmt, eher unspezifisch und mehr qualitativ beschrieben. Wenn wir hypnosystemisch wirksam intervenieren wollen, reicht dies nicht aus. Der kommunikative Verlauf einer Sitzung in Therapie und Beratung gleicht einer enorm komplexen Flut von teilweise völlig durcheinander wirbelnder Information, die nicht nur die KlientInnen, sondern schnell auch die TherapeutInnen und BeraterInnen verwirren und fast handlungsunfähig machen können. Wir brauchen also Modelle, die uns helfen, diese Flut so zu beschreiben, dass sie geordnet werden kann und systematische Interventionsbildung und Interventionshandlungen ermöglicht.

Dafür möchte ich hier nun ein Modell beschreiben, welches ich zuerst in den 1980er-Jahren entwickelt und dann immer weiter verfeinert habe. Dieses Modell ermöglicht nicht nur sehr differenzierte Beschreibungen bisheriger Muster (individuelle, internale und interaktionelle), sondern man kann daraus auch sehr präzise Interventionen ableiten und diese in sehr transparenter und achtungsvoller Weise den KlientInnen plausibel machen. Kann man dies erreichen, steigt die Wahrscheinlichkeit sehr, dass die Interventionen angenommen und auch mit großer Eigenmotivation umgesetzt werden.

Wenn wir in Therapie und Beratung Aufträge erhalten, professionelle Dienstleistungen zu erbringen, stellen dafür die meisten Klientensysteme Probleme vor, für die sie eine Lösung wollen. Traditionellerweise wird dann auch meist gefragt: „Was ist das Problem …?“ Mit solchen Fragen und der üblichen Art von so genannten Problemanalysen wird aber die Aufmerksamkeit aller Beteiligten 1) in den Bereich der bisherigen Problemmuster fokussiert – was aber gerade diese Problemmuster unwillkürlich-hypnotisch verstärken kann –, und 2) die Realitätskonstruktion unterstützt, die suggerieren kann, es gebe ein Problem, so als ob das Problem ein feststehendes „Ding“ wäre. Das kann aber gerade das Erleben verstärken, als ob man diesen „Dingen“ hilflos ausgeliefert wäre, Opfererleben würde so verstärkt, das „Ding“, genannt „Problem“, würde dann unbewusst quasi als Täter erlebt, bei dem die Gestaltungsmacht sitzt. Wird etwas eher als Prozess beschrieben, den ich selbst gestalte, eröffnen sich so mehr Chancen, dies auch anders zu gestalten.

Aus der hypnosystemischen Sicht kann gezeigt werden, dass ein so genanntes Problem immer von denen, die es erleben, letztlich selbsthypnotisch produziert wird durch die Art, wie sie ihre Wahrnehmung organisieren, wie sie Zielvisionen aufbauen und wie sie dabei versuchen, das Problem zu lösen. Die Abbildungen 4–6 zeigen, wie man die Konstruktion eines Problems darstellen kann (und damit auch, wie man sich die Organisation einer Lösung vorstellen kann).

Dies soll selbstverständlich nicht heißen, dass damit das Leid, welches sehr oft als mit solchen Problemen verbunden erlebt wird, bagatellisiert werden soll, auch nicht die oft sehr intensiven Erlebnisse von Verzweiflung, Ohnmacht, des Sich-ausgeliefert-Fühlens. Die subjektiven Leiderlebnisse sollten unbedingt sehr geachtet und würdigend behandelt werden. Dennoch lässt sich eben zeigen, dass Probleme und Symptome letztlich nur entstehen und vor allem aufrechterhalten werden können, wenn auf der Ebene der subjektiven Organisation der Wahrnehmung die hier beschriebenen Prozesse ablaufen.

Das in den Abbildungen präsentierte Modell ist ein Versuch, die Wechselwirkungen, welche die Hirnphysiologie auf der Ebene der Synapsenverbindungen in den diversen Hirnarealen beschreibt, in einer Art abzubilden, die es uns ermöglicht, in der Alltagspraxis von Therapie und Beratung Muster zu verändern, die mit Problemerleben einhergehen, und solche zu stärken, die gewünscht werden. Die Wechselwirkungsprozesse, um die es hier geht, können ja beschrieben werden als die „Verknüpfung“, „assoziative Verkoppelung“ von diversen Elementen des Erlebens (was sich auch ausdrückt im Prinzip der „Hebb’schen Plastizität“: „Cells that fire together wire together“). Zwar ist es nicht leicht und schnell zu erreichen, dass z. B. solche Verkoppelungen, die mit Problemerleben einhergehen, nachhaltig verändert werden können, aber es ist durchaus möglich. Aus dem hier vorgestellten Modell können wir viele praktisch nützliche Interventionsüberlegungen ableiten.

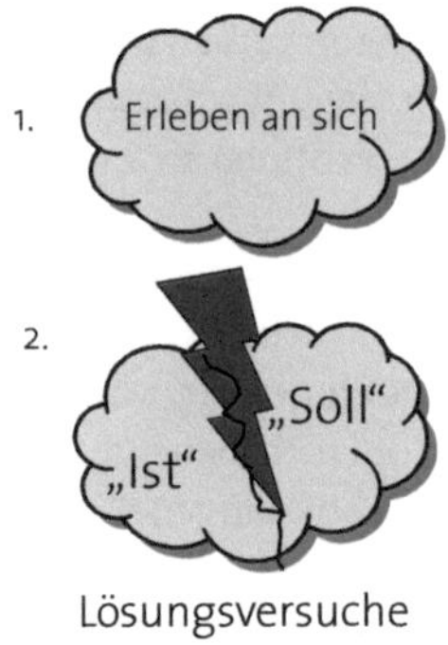

Abb. 4: Wie ein Problem entsteht und aufrechterhalten wird

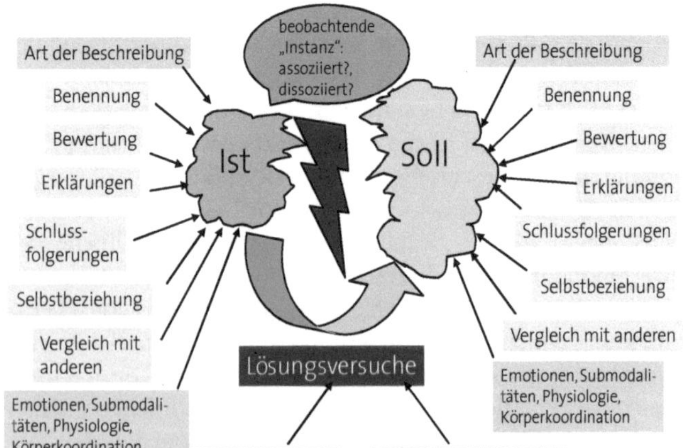

Abb. 5: Konstruktion der antagonistischen Erfahrungspole („Problem“)

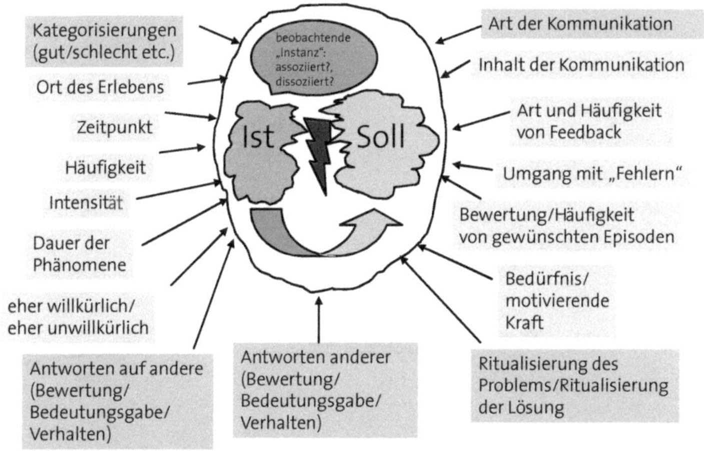

Abb. 6: Weitere Musterelemente

Abbildung 4 zeigt, dass zunächst im Erleben eine Art innere Aufspaltung erfolgen muss, damit ein Problem erfahren werden kann. Das quasi „pure" Erleben muss dualistisch geteilt werden in einen erlebten Ist-Zustand und ein davon abweichendes Soll. Die Abbildungen 4 und 5 veranschaulichen, wie (in detaillierter Form beschrieben) die Wahrnehmung dann jeweils organisiert wird, damit z. B. diese Diskrepanzen aufgebaut werden können. Dafür müssen z. B. sowohl Ist als auch Soll (d. h. der gewünschte Zielzustand) auf bestimmte Art beschrieben, benannt werden, erklärt werden etc.

Solche Prozesse der Beschreibung, Benennung, Bewertung, der damit verbundenen Schlussfolgerungen und Lösungsversuche werden subjektiv meist als einzig denkbare „Wahrheit" erlebt, wenn sie jemand produziert. Sie sind aber nur selbst gewählte Beiträge zu Realitätskonstruktionen, die verändert werden können. Sie sind weiter auch für das erlebende Subjekt nur sinnvoll im Wechselspiel mit Zielvorstellungen (Soll-Werten), die von ihnen deutlich abweichen. D. h., man kann kein Problem erleben, ohne eine Zielvision aufgebaut zu haben, von der ein gelebter Ist-Zustand abweicht.

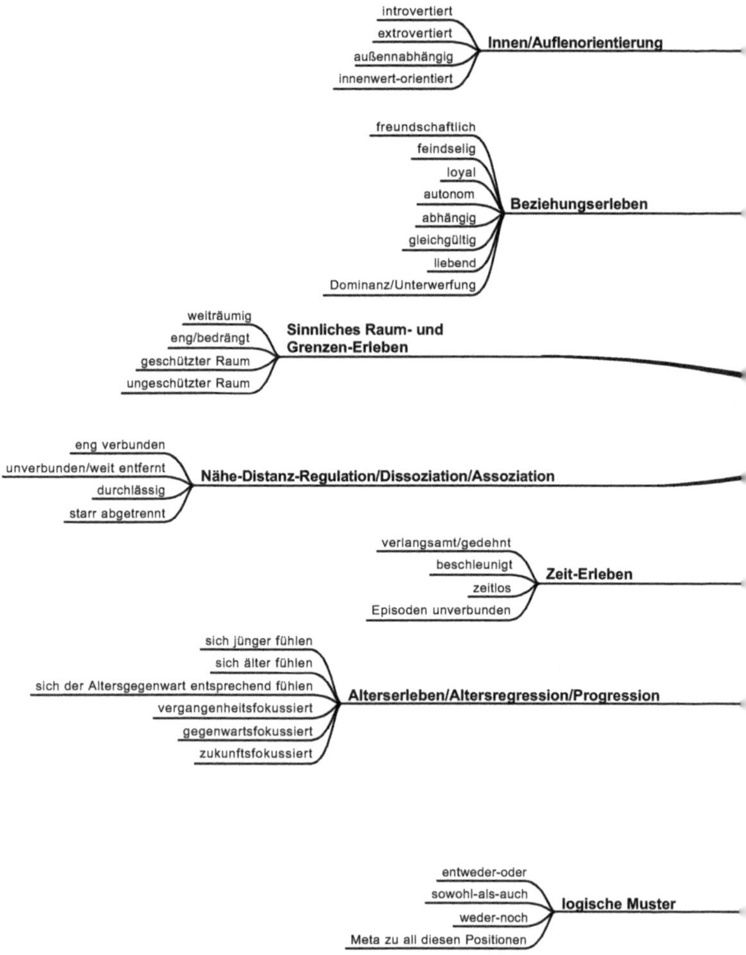

Abb. 7: Internale Musterelemente

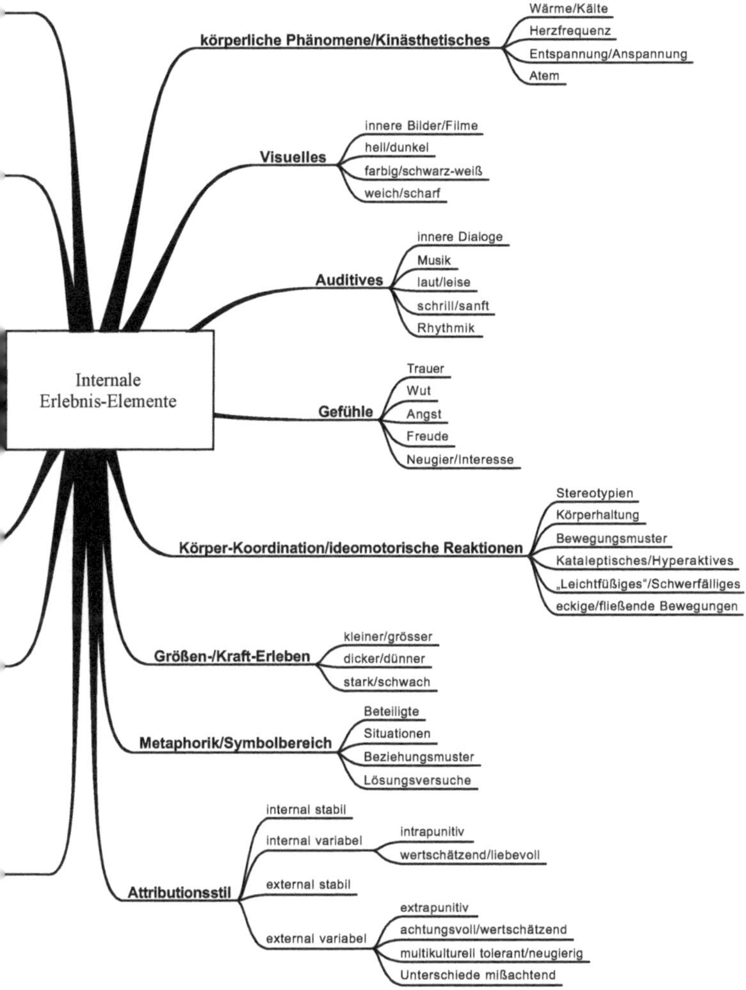
Internale
Erlebnis-Elemente
körperliche Phänomene/Kinästhetisches
Wärme/Kälte
Herzfrequenz
Entspannung/Anspannung
Atem
Visuelles
innere Bilder/Filme
hell/dunkel
farbig/schwarz-weiß
weich/scharf
Auditives
innere Dialoge
Musik
laut/leise
schrill/sanft
Rhythmik
Gefühle
Trauer
Wut
Angst
Freude
Neugier/Interesse
Körper-Koordination/ideomotorische Reaktionen
Stereotypien
Körperhaltung
Bewegungsmuster
Kataleptisches/Hyperaktives
„Leichtfüßiges"/Schwerfälliges
eckige/fließende Bewegungen
Größen-/Kraft-Erleben
kleiner/grösser
dicker/dünner
stark/schwach
Metaphorik/Symbolbereich
Beteiligte
Situationen
Beziehungsmuster
Lösungsversuche
Attributionsstil
internal stabil
internal variabel
intrapunitiv
wertschätzend/liebevoll
external stabil
external variabel
extrapunitiv
achtungsvoll/wertschätzend
multikulturell tolerant/neugierig
Unterschiede mißachtend

In der Praxis von Therapie und Beratung sind nach meiner Erfahrung in der Mehrzahl der Fälle die „Probleme“ über längere Zeit in quälender Weise nicht so sehr deshalb stabil gewesen, weil der Ist-Zustand so schrecklich ist, wie er zunächst geschildert wird, sondern vor allem auch deshalb, weil sich die Betreffenden an Soll-Werten (Zielvisionen) orientiert haben, die sie aus eigener Kraft oder grundsätzlich nicht erreichen können (jedenfalls nicht in der geplanten Zeit, mit den zur Zeit zur Verfügung stehenden Mitteln etc.). Ein Problem kann also nur aufrechterhalten werden dadurch, dass a) die gravierende Diskrepanz zwischen Ist und Soll z. B. durch die beschriebenen Beiträge aufgebaut wird und b) dann Lösungsversuche unternommen werden, die nicht zum Ziel führen, und c) dennoch an diesen Zielen festgehalten wird und man mit gerade solchen Lösungsversuchen, die bisher schon nicht das Gewünschte erbracht haben, weiter Abhilfe zu erreichen versucht (im Sinne von „Die Lösung ist das Problem“, Watzlawick, Weakland u. Fish 1971).

Nehmen wir an, jemand will es in seinem Job zu etwas bringen, und dies gelingt ihm (noch?) nicht. Damit dies ein Problem wird, muss er das, was er tut und was um ihn herum abläuft, so beschreiben, dass entweder sein Beitrag oder der anderer oder die Situation oder all dies zusammen sehr negativ beschrieben und auch bewertet wird, er muss das Nichtgelingen z. B. „mein persönliches Versagen“ nennen (anstatt z. B. „Pech“ oder „aktivierende Herausforderung“), er könnte es sich z. B. erklären als persönliche Unfähigkeit, die er sich aber vorwirft, sich dabei massiv abwerten und als Lösungsversuch sich intensiv und gnadenlos unter Druck setzen.

Oder wenn jemand sich als sehr bedrückt, „niedergeschlagen“ (von wem eigentlich?) oder ähnlich erlebt bzw. erleidet, könnte er dies höchst unterschiedlich beschreiben. Alleine schon die Art der Beschreibung (hier nur ein Musterelement von vielen), die aber ja auch immer assoziiert ist mit bestimmten Etikettierungen (Benennungen), Erklärungen und den weiteren genannten Musterelementen, bewirkt massive Erlebnisinduktion. Man „ist“ nicht, sondern man „macht“ sich (ungewollt) auf unwillkürlicher Ebene, selbsthypnotisch fokussierend, depressiv.

Typisch sind Beschreibungen wie „die völlige Übermacht der Depression“ – die damit als diktatorisches Wesen verdinglicht wird. Die

Glaubenshaltungen, Fantasien und andere Musterelemente, auf die wir uns dabei unbewusst ausrichten, erscheinen uns dabei nicht beeinflussbar. Dabei wird der Wahrnehmungsfokus meist massiv eingeengt auf negative, schmerzliche, enttäuschende Erfahrungen, sodass diese vorherrschend werden. Alle anderen Erfahrungen werden meist ausgeblendet in den Beschreibungen. Als Erklärungsmuster werden meist Selbstabwertungen gewählt (z. B. „Ich bin halt unfähig ...“, „Ich bin ein schlechter Mensch ...“, „Ich bin viel schwächer als andere ...“, oder auch: „Mich hat eben noch nie jemand gemocht, aber ich habe es ja auch so verdient ...“). Daraus werden generalisierte negative Bewertungen der Gegenwart und „Worst-Case“-Schlussfolgerungen abgeleitet betreffend die Zukunft („negative Triade“, Beck 1967).

Erfreuliche Erlebnisse werden oft sogar noch als Verstärkung der negativen Einschätzungen verwendet, indem darauf fokussiert wird, dass sie zu Ende gingen und den schmerzlichen Kontrast zum Negativen nur noch krasser machen.

Auf der Ebene des Musteraspekts „Interaktionsgestaltung“ finden wir meist, dass der Austausch mit anderen Menschen reduziert wird, diese werden oft in Schwarz-Weiß-Manier bewertet und gezeichnet (idealisiert oder völlig abgewertet). Unabhängig vom Kontext werden die immer gleichen Verhaltens- und Beziehungsmuster wiederholt. Zum Beispiel werden erniedrigende Beziehungen in der Hoffnung aufrechterhalten, „es“ werde doch noch besser werden. Oder im Gegenteil wird angenommen, bestimmte Enttäuschungen bewiesen, dass jede Hoffnung für die Zukunft auszuschließen sei.

Im inneren Dialog redet man sich dabei immer mehr ein, dass man keinerlei Wahl- und Gestaltungsmöglichkeiten habe. Dabei geht die Aufmerksamkeitsfokussierung allmählich immer mehr nach innen, auch in Kontexten, in denen eher Außenfokussierung hilfreich wäre. Dabei entwickelt sich meist eine starke Absorption (Trancephänomen „Röhrenblick“, selbstrückbezüglich verstärkendes Feedback). Ist die depressive Selbsthypnose stark, kann sich ein Erleben fast völliger Zeitlosigkeit entwickeln. Hilfreiche Erfahrungen werden dann vergessen oder zählen nicht mehr.

Die Beziehung zu sich selbst wird immer mehr zu einer Selbstablehnung, verbunden mit perfektionistischen Leistungsansprüchen an sich selbst (Musterelemente „Zielvision“ und „Selbsterwartung“), die uneinlösbar sind, aber dennoch aufrechterhalten werden (in der Hoffnung, man würde doch die ersehnte Anerkennung von wichtigen Bezugspersonen bekommen, wenn man sie erfüllen würde). In der Beziehung zu anderen werden eigene Bedürfnisse eher als nicht gleichberechtigt behandelt, Wünsche nach Abgrenzung oder auch Wut über erlebte Zurückweisungen werden stark abgewertet und unterdrückt (dissoziiert). In den Visionsbildungen bezüglich der Zukunft finden wir meist Fantasien der Art, dass keine noch so große Anstrengung je einen Unterschied bewirken würde. Implizit wird damit übrigens auch Therapie als im Grunde sinnlose Veranstaltung definiert.

Solche miteinander „verwebten" Erlebniselemente werden jeweils gleichzeitig weiter „verwebt" oder verkoppelt, z. B. mit einem sie begleitenden bestimmten Atemmuster, einer bestimmten Körperkoordination (meist einer eher gebeugten Haltung) und Bewegungsabläufen (meist eher verlangsamten, starren, unbeweglichen), bestimmten Empfindungen etc. Wie sich aus den Abbildungen 4–7 ersehen lässt, kann der Prozess menschlicher Wahrnehmung durch sehr viele Erlebniselemente beschrieben werden, die sich alle gleichzeitig als Bestandteile des Erlebnismusters auswirken können. Insofern ist auch jedes dieser Elemente sehr relevant für eventuelle Interventionsbildungen, selbst solche, die zunächst unwesentlich erscheinen mögen, z. B. der Ort, an dem etwas erlebt wird, oder der Zeitpunkt. Dass auch gerade solche Elemente sehr wichtig sein können, zeigt die systemische Sicht klar, die ja immer den Kontext eines Ereignisses mit berücksichtigt. Zum Beispiel kann es von Beteiligten eventuell als sehr angenehm und erregend schön erlebt werden, wenn sie sich gegenseitig die Genitalien streicheln, wahrscheinlich aber weniger dann, wenn es z. B. in der Kantine ihres Arbeitsplatzes während der Mittagspause stattfindet, mit vielen Beteiligten um sie herum.

Die traditionelleren systemischen Ansätze fokussieren bisher hauptsächlich auf die Elemente der in den Abbildungen 3–6 gezeigten Ebenen der Mustergestaltung, die eher kognitive Aspekte erfassen und die den interaktionellen Bereich (also die Wechselwirkungen zwischen diversen Systembeteiligten bzw. zwischen ihnen und ihren jeweiligen Umweltsystemen) betreffen. Dies wurde aus systemischer Sicht immer als ganz selbstverständlich angesehen, da angenommen wurde und wird, dass jedes individuelle Erleben immer in einem Kontext stattfindet, und weiter davon ausgegangen wird, dass sich das individuelle Erleben (auch emotionale Prozesse) quasi automatisch verändern würden, wenn sich der Kontext ändert. So wertvoll diese Sichtweise auch sein kann, sie erfasst nicht differenziert genug die Dynamik der individuellen internalen Prozesse der Beteiligten in einem System. Die Autopoiesekonzepte weisen aber klar darauf hin, dass kein autonomes lebendes System durch welche Kontextänderung auch immer grundsätzlich zu einem bestimmten Erleben gezwungen werden kann, sondern ihm immer autonome Antwortmöglichkeiten bleiben. Wir können das hier vorgestellte Modell nun aber so erweitern, dass wir auch die internale individuelle Erlebnisdynamik bis in detaillierte Beschreibungen diverser Erlebniselemente auf allen Sinneskanälen ausdifferenzieren können. Dies findet sich in Abbildung 7.

6.2 Grundaufgaben einer kompetenzfokussierenden Hypnotherapie

Wenn, wie sich aus der Betrachtung der Gestaltungsdynamik von Träumen, aus der Forschung zum Thema „Priming“ und der Beobachtung von Wahrnehmungsprozessen allgemein ergibt, jedes menschliche Erleben grundsätzlich als Ergebnis und Ausdruck von Aufmerksamkeitsfokussierung verstanden werden kann, kann ja gezeigt werden, dass es nie festliegt, sondern praktisch Sekunde für Sekunde neu gestaltet werden kann. Erinnern wir uns dann noch daran, dass die Fähigkeiten für hilfreiche Erlebnisprozesse als grundsätzlich gespeichert und verfügbar angesehen werden können (Potenzialhypothese) ergibt, ergibt sich fast zwangsläufig, wie eine Kommunikation aufgebaut sein sollte, die ein gezielt angestrebtes unwillkürliches Erleben aktivieren will. Man kann sagen, dass es uns als feststehende Wesen im Sinne von „Ich bin so, mir geht es so …“ nicht gibt, wir er-zeugen, er-finden, schöpfen uns quasi permanent selbst durch Fokussierung. Dies geht, wie wir heute wissen, so weit, dass selbst Genaktivitäten durch solche Fokussierungsprozesse beeinflusst werden können (Rossi 2002).

Die zentrale Aufgabe der Therapie und Beratung wird dann folglich, so intensiv und systematisch als möglich Fokussierungshilfen anzubieten, um diese Potenziale wieder zu suchen (Suchprozesse), zu finden und zu aktivieren und dann so nachhaltig als möglich in die gewünschten Lebenskontexte zu assoziieren. Dementsprechend bezeichnen wir die Erickson'schen und alle damit verwandten Verfahren als kompetenzorientierte oder kompetenzfokussierende Verfahren. Dazu gehört auch der lösungsfokussierende Ansatz (de Shazer 1989a, 1990, 1994), dessen wesentlichste Grundideen und typische lösungsfokussierende Interventionen (z. B. „Wunderfragen“ oder „Ausnahmefragen“) direkt aus den Erickson'schen Strategien der „Pseudoorientierung in der Zeit“ oder „Altersprogression“ abgeleitet sind (Erickson 1954). Sie versuchen, die für den angestrebten Erfolg hilfreichen Erfahrungen durch Reassoziation wieder erlebbar zu machen.

Praktisch alle hypnotherapeutischen Maßnahmen, ob sie nun als offiziell so definierte Tranceinduktionen oder mehr als indirekt fokussierende Gespräche konzipiert sind, zielen darauf, gewünschtes Erleben zu induzieren, ob dies „Trance“ genannt wird oder nicht.

6.3 Interventionen als Maßnahmen der Unterschieds-bildung – „Verhäkeln“ und „Enthäkeln“ bzw. „Neuverhäkeln“

Diese Induktion des mehr gewünschten Erlebens wird prinzipiell gestaltet dadurch, dass Unterschiede in die bisherige Musterorganisation eingeführt werden.

Wenn sich jemand z. B. so beschreibt: „Ich bin immer so depressiv, nie geht es mir einmal gut, ich will ja mehr leisten, aber ich bin einfach so unfähig, ich bin nur eine Belastung für andere, und ich habe schon alles versucht, nichts hilft, ich bin ein hoffnungsloser Versager, am besten, ich entlaste die Umwelt von mir ...“, dann ist dies keine Wahrheit, obwohl ihm dies subjektiv so erscheint, aber eine sehr leidvoll wirkende Realitätskonstruktion. In ihr werden z. B. alle Informationen über Unterschiede im unwillkürlichen Erleben (die es immer gibt) völlig ausgeblendet, damit aber auch schwerer zugänglich. Schon wenn man sagen würde, ich bin dies alles „zurzeit“, würde das sofort ein anderes Erleben erzeugen, würde man sich z. B. dann als traurig, zurzeit eher mutlos definieren oder als jemand, der zurzeit berechtigterweise etwas Hilfe brauchen könnte, würde dies weiter viele Änderungen des Erlebens bewirken.

Nun könnte man sagen, wenn dies der Betreffende nur „könnte“, wäre es ja gut, aber das eben „kann“ er nicht. Genau diese Vermutung lässt sich durch die Erfahrungen der Erickson'schen Hypnotherapie klar widerlegen. Je nachdem, wie ich jemand begegne und wie ich eine kooperative Kommunikation mit ihm aufbaue, kann sich diese Transformation der Realitätskonstruktionen schon in Minuten sehr wirksam ergeben.

Wenn jemand intensiv absorbiert ist in ein bestimmtes Erlebnismuster, kann es aber sehr schwierig sein, eine hilfreiche Umfokussierung vorzunehmen. Hirnphysiologisch lässt sich das damit erklären, dass zu diesem Zeitpunkt die dominierenden Synapsenverbindungen, welche im Gehirn das Korrelat der Erlebnismuster darstellen, immer wieder sehr schnell in die gleiche, gerade schon ablaufende Richtung wirken (selbst verstärkende Prozesse) (Roth 2001; Grawe 2004). Dies sollte nicht als grundsätzlich dysfunktional angesehen werden. Diese bevorzugten Bahnungen sind weitgehend Ausdruck von Lernprozessen im Verlaufe des Lebens eines Menschen, sie wurden ausgebildet als Überlebensstrategien und als Maßnahmen zu dem Zweck, Orientierung, Sinn, stabile Identität in den Kontexten zu gewinnen, in denen man sich bewegen musste. Im subjektiven Erleben drücken sie sich aus als intensive Glaubenshaltungen, Werthaltungen und als das, was man als Sicherheit gebende Pfeiler der eigenen Identität ansieht. Deshalb wird auch der Versuch, sie zu verändern, sogar wenn der betreffende Mensch sich selbst dazu entschlossen hat, oft sehr ambivalent oder auch mit erheblichem Widerstand oder mit Angst und Stress beantwortet. Dennoch ist es sehr wohl praktisch immer möglich, solche Umfokussierungen in Gang zu setzen.

Das Grundprinzip aller Maßnahmen, die man als Interventionen in Therapie und Beratung bezeichnen kann, ist das Prinzip der Unterschiedsbildung („ein Unterschied, der einen Unterschied macht", Bateson 1981). Um eine Veränderung im Erleben wirksam zu erreichen, muss man z. B. keineswegs alle relevanten Faktoren verstehen, die zu einem bisherigen Muster beitragen. Verstehen kann sehr anregend wirken, muss deshalb aber keineswegs etwas ändern. Nicht selten präsentieren mir KlientInnen in Therapien oder Coachings, dass sie mehr als 300 professionellen Stunden an ihren Problemen gearbeitet, diese auch sehr gut verstanden, aber sie dennoch keineswegs geändert haben in gewünschter Weise. Ebenso ist es weder zwingend noch immer hilfreich, bestimmte Emotionen, die mit einem Problemmuster verbunden sein könnten, auszudrücken oder gar das Vergangene noch einmal zu erleben, in der Hoffnung auf Befreiung (Katharsis). All diese Prozesse können durchaus einmal hilfreich sein, aber nur dann, wenn sie eben wirksame Unterschiede in bisherige Muster einführen, wirksam für eine intensive Umfokussierung und für die Aktivierung anderer Muster. Gerade z. B. die Idee, vergangene leidvolle Erfahrungen noch einmal „durchzuarbeiten", erzeugt nicht selten sehr belastende Altersregressionen, sodass die Betroffenen sich wieder so stark assoziieren mit den alten Erfahrungen, dass diese wieder wirken, als ob sie gerade wieder gemacht würden. Dies kann zu gefährlichen Überflutungen mit erlebter Handlungsunfähigkeit und z. B. Suizidalität beitragen.

Da alle Wahrnehmungen immer Ausdruck der schon beschriebenen neuronalen Netzwerke oder, auf anderer Ebene beschrieben, von Muster-„Geweben" sind, wobei sich jeweils alle miteinander verknüpften Elemente dieser Muster ständig wechselseitig beeinflussen, genügt es oft schon, nur ein Element oder wenige Elemente eines Musters zu verändern, um dennoch das ganze Muster „in Bewegung" zu bringen und (oft auch sehr nachhaltig) wirksame verändernde Umfokussierungen mit Zugang zu gewünschten Kompetenzen zu erreichen.

Sie können dies in kleinen Experimenten gerne selbst an sich ausprobieren. Hier nur eine von vielen Möglichkeiten, sein Erleben verändern zu können dadurch, dass man Unterschiede in ein Muster einführt: Wenn Sie sich z. B. etwas aus ihrem eigenen Leben auswählen, was Sie bisher als Problem von sich erleben, haben Sie es sicher irgendwie benannt (selbst dann, wenn Sie es bisher nur „mein Problem" benannt haben). Wir fokussieren jetzt also einmal in erster Linie auf den Aspekt (das Musterelement) der Benennung. Wie auch immer Sie es benannt haben bisher, diese Etikettierung war ganz sicher verbunden mit einem bestimmten Gefühl, Körpererleben etc. Da es sich bei dem so benannten Phänomen ja wahrscheinlich um etwas Unerwünschtes für Sie handelt, werden Sie es vermutlich, wenn „es" mal wieder auftritt, erleben wie eine bedrängende Kraft oder – metaphorisch gesagt – z. B. wie einen unerwünschten Eindringling in Ihr Leben. Hiermit hätten wir die Betrachtung um einen Aspekt der Beschreibung, nun auf metaphorischer Ebene, erweitert. Wenn Sie sich jetzt einfach einmal erlauben würden, dieses Phänomen, das erlebt wird wie ein unerwünschter Eindringling, in Ihrer Vorstellung sinnbildlich zu beschreiben, z. B. so, als ob es wie ein lästiges Wesen oder eine lästige Kraft beschreibbar wäre: Würden Sie (Ihrem Gefühl nach) es eher als männlich oder weiblich beschreiben, eher als jung oder alt, groß oder klein, dick oder dünn oder eher z. B. als Wolke, Stein oder sonstwie? Und wenn Sie jetzt so täten, als ob man diesem „Wesen" etc. einen Namen geben könnte, wenn Sie es in Ihrem Bild z. B. als Personenwesen entworfen haben, z. B. einen richtigen menschlichen Namen wie z. B. Karl-Otto, Berta oder wie auch immer: Welche Wirkung würden Sie erleben, wenn Sie Ihr Problem jedes Mal, wenn Sie daran denken oder es spüren, nun mit diesem neuen Namen benennen würden? Allerdings wäre dabei sehr wichtig, dass Sie diese Veränderung vornehmen mit Achtung für sich und mit Würdigung dessen, dass Ihr Problem vielleicht sehr belastend wirkte und sehr schwer war – also nicht mit der Haltung: „Es war ja gar nicht so schwer, man muss nur ein wenig herumspielen, ha, ha ..."

Sie brauchen sonst nichts anderes dabei zu verändern. Prüfen Sie bitte einfach einmal, wie sich Ihre körperliche Reaktion, Ihre Stimmung, die Art, wie Sie auf „das Problem" reagieren, schon wenn Sie jetzt daran denken, oder auch darauf, welche Beziehung Sie zu dem „Problem" herstellen, möglicherweise ändern. Sie können natürlich nun (verständlicherweise) sagen, so sei das aber nicht, das Problem sei eben wirklich so oder so (wie Sie es bisher beschrieben und benannt haben). Aus hypnosystemisch-konstruktivistischer Perspektive würde ich dazu dann sagen, dass dies natürlich völlig zu respektieren ist, es dennoch nur heißt, dass Sie sich mit den bisherigen Beschreibungen und Benennungen weiter intensiv identifizieren, die ja auch gewählt und niemals objektiv „wahr" sein können. Dafür hat jeder Mensch sicher gute, achtenswerte Motive, diese Wahl bringt aber eben auch mit großer Wahrscheinlichkeit die Wirkung mit sich, die bisher schon eingetreten war. Andererseits könnten Sie ja vergleichen, welche Wirkung die hier vorgeschlagene andere Art der Beschreibung und Benennung mit sich bringt, dann könnten Sie wieder eher wählen, welche Konstruktion Ihnen zieldienlicher erscheint. Und Wahlfreiheit wieder zu erhöhen ist das zentrale Ziel aller hypnosystemischen Interventionen.

Das hier (in 6.1) vorgestellte Modell eignet sich hervorragend dafür, die vielen, teilweise für das übliche Denken in unserer Kultur sehr merkwürdig anmutenden Interventionen systematisch zu erklären, einzuordnen und auch selbst hilfreiche Interventionen zu bilden. Damit wird auch deutlich, dass z. B. positive Konnotationen oder Reframings (d. h. Phänomene, die bisher als negativ, schlecht etc. bewertet worden waren, werden nun als positiv bewertet), keineswegs immer hilfreich wirken. Als Interventionen haben sie nur Sinn und wirken auch nur hilfreich, wenn sie a) einen bedeutsamen Unterschied erzeugen. Wenn bisher in einem Problemmuster die Phänomene, die positiv konnotiert werden sollen, ohnehin schon positiv bewertet wurden, stellen sie nur eine stabilisierende Wiederholung des Bisherigen dar; und wenn sie b) von den Adressaten des Angebots plausibel erlebt werden als etwas, das ihnen Sinn gibt, sie würdigt und sie auch in ihren Beschwerden achtet und ihnen neue, hilfreiche Perspektiven bietet. Sonst können positive Konnotationen sogar als sehr zynisch und missachtend erlebt werden und dann sicher keine konstruktive Kooperation zwischen KlientInnen und TherapeutInnen und BeraterInnen unterstützen. Positive Konnotationen ergeben überhaupt nur deshalb Sinn, weil als Teil des bisher problemstabilisierenden Musters die damit gemeinten Phänomene eher negativ bewertet waren, z. B. als krank, als Versagen, als schlecht oder böse. Wenn dann ein so bewertetes Verhalten eines Menschen umgedeutet wird als Zeichen anerkennenswerter Loyalität, als Leistung für sein Beziehungssystem, welche aber einen hohen Preis hat, und diese Umdeutung auch noch aus dem Material, das gemeinsam besprochen wurde, nachvollziehbar abgeleitet werden kann, bewirkt eine solche Konnotation oft beeindruckend schnell und sehr wirksam eine Umfokussierung der Beteiligten, mit der sie sehr hilfreiche andere Erlebnis- und Verhaltensmuster aktivieren können.

Stellt sich in einer Therapie oder Beratung die Aufgabe, Prozesse zu verändern, die als leidvoll bzw. problematisch erlebt werden, kann das hier mit Abbildung 4–7 vorgestellte Modell zur Beschreibung von Mustern sehr nützlich sein (ebenso auch für jeden Menschen, der selbst bei sich intervenieren will). Über die Beschreibung hinaus, die ja an sich schon in hilfreicher Weise ordnend wirken kann, lassen sich daraus systematisch Hypothesen ableiten, in welche Richtung man fragen und Hypothesen bilden sollte, die einer wirksamen Unterschiedsbildung dienen.

Ein Hinweis: In diesem Modell hier wird es als sehr nützlich angesehen, Hypothesen zu bilden. Eine deutlich alternative Position dazu nimmt Steve de Shazer ein, der vorschlägt, Hypothesen wie einen Anfall von Kopfschmerz zu bewerten, sich in eine Ecke zu setzen, zwei Aspirin einzuwerfen und zu warten, bis das wieder vorbeigeht (persönliche Kommunikation; und Radatz 2000). De Shazer meint damit vor allem, dass man die Gefahr vermeiden sollte, die eigenen Hypothesen als „richtig“ anzusehen und so den autonomen Prozess der KlientInnen zu behindern. Dies zu bedenken ist sicher sehr sinnvoll, daraus aber abzuleiten, man solle auf Hypothesen verzichten (was ohnehin für Menschen grundsätzlich kaum möglich ist), würde aus einem Hypothesenbildungsprozess ein Defizit machen (was für eine kompetenzfokussierende Haltung schon merkwürdig anmutet) und nutzte viele Chancen nicht. Es stellt sich aber sehr wohl die wichtige Aufgabe, die gebildeten Hypothesen so zu nutzen und anzubieten, dass die Eigenkompetenz und die Autonomie der AdressatInnen gefördert und genutzt werden können.

In den oben geschilderten Beispielen könnte das Modell z. B. so genutzt werden: Der Betrachter (z. B. der Therapeut oder Berater) fragt sich, wie der Klient seine Situation beschreibt. Tut er dies z. B. in der Art wie: „Ich bin immer so depressiv, nie geht es mir einmal gut, ich will ja mehr leisten, aber ich bin einfach so unfähig ...", kann schon geprüft werden, wie diese Beschreibung (als wichtiges Element des Erlebnismusters) anders gestaltet werden kann. So weist diese Art der Beschreibung intensive Generalisierungen auf, jede mögliche Variante, in der der Schildernde z. B. sich anders erlebt hat, wird ausgelassen, er macht verdinglichende Defizitzuschreibungen, als ob er generell auf allen denkbaren Ebenen einfach unfähig wäre etc. Jede Veränderungsmöglichkeit wird in solchen Beschreibungen quasi ausgeschlossen. Man kann hieraus schon ableiten, dass es sehr nützlich sein kann, im weiteren Gespräch viele Fragen zu stellen danach, wann es im Leben des Betreffenden auch einmal anders abläuft, und sei es nur geringgradig. Weiterhin könnte es sehr hilfreich sein, Aspekte im Selbstbild des Betreffenden in den Fokus zu rücken, die seine diversen Fähigkeiten wieder wahrnehmbar machen, und entsprechende Fragen zu stellen.

Das Musterelement „Benennung" weist darauf hin, dass überlegt werden kann, ob nicht andere Benennungen, z. B. „Ich erlebe mich oft als so traurig, so schwach, so als ob ich keine Aussichten und Möglichkeiten hätte ..." etc., hilfreichere Wirkung erzeugen könnten. Weiter könnte miteinander besprochen werden, welche Erklärungen für das leidvolle Erleben der Betreffende bisher gewählt hat (z. B.: „Ich habe eben alles falsch gemacht, ich bin schlechter als andere", oder: „Nie hat mich jemals jemand gemocht, nie wurden meine Bedürfnisse gesehen ..." etc.), welche Schlussfolgerungen daraus abgeleitet (z. B.: „Ich bin allen nur eine Last ...") und welche Lösungsversuche damit verbunden wurden („Ich mache nichts mehr, es hat ja ohnehin keinen Sinn" oder „Ich hasse mich und könnte mich ständig schlagen für meine Unfähigkeit"). Dann könnte geprüft werden, welche Zielvorstellungen und Erwartungen an sich bisher vorherrschend waren (meist perfektionistische Erwartungen und überfordernde, nicht schnell oder gar nicht realisierbare Zielvorstellungen). Der Klient könnte dann eingeladen werden, andere Erwartungen an sich und kleinere Ziele zu entwickeln. Weiter könnte geklärt werden, welche typische Körperhaltung jemand in seinem Erleben einnimmt, auch welches Atemmuster er praktiziert, und dann eingeladen werden, mit anderer Körperhaltung und Atmung zu experimentieren, um wahrnehmen zu können, dass sein Erleben veränderbar ist. Im weiteren Verlauf einer Kooperation kann es sehr nützlich sein, die bisher als Versagen und Defizit bewerteten Beiträge des Klienten daraufhin zu prüfen, ob sie nicht auch wertschätzbare Aspekte enthalten könnten, ob sie z. B. in ihrer Wirkung (selbst wenn dies nicht bewusst beabsichtigt gewesen wäre) anderen Menschen in Beziehungen viel Raum gegeben, ihnen viel Wertschätzung gezollt haben oder Loyalität und Opferbereitschaft für andere zeigen (positive Konnotation).

So gut gemeint solche Angebote der Unterschiedsbildung aber auch sein mögen, in den meisten Fällen werden sie zunächst auf die bisherigen Sichtweisen des Adressaten prallen und dort eventuell als fremd, auch als befremdend, sogar als zunächst belastend, ängstigend oder womöglich zynisch wahrgenommen werden. Die bisherigen Muster sind immerhin die vertraute, Identität stiftende Realität des Betreffenden. Und wenn z. B. jemand bisher Beschreibungen wählt wie „Ich habe schon alles versucht, nichts hilft, ich bin einfach unfähig, ein hoffnungsloser Fall ...“, dann beschreibt er damit auch implizit, dass er Veränderungsbemühungen im Grunde für sinnlos hält und damit auch die Kooperation mit dem Therapeuten oder Berater als ebenso sinnlos ansehen könnte, auch wenn er sich in eine Sitzung begibt.

Für TherapeutInnen und BeraterInnen stellt sich deshalb als zentrale Doppelaufgabe, einerseits die bisherigen Sichtweisen der KlientInnen kongruent zu achten und zu akzeptieren, andererseits aber auch neue Sichtweisen wie die hier geschilderten anzubieten. Dies muss so geschehen, dass die Neuangebote nicht nur als kognitiv interessante Alternativen ankommen, sondern die KlientInnen sollen kongruent und autonom erleben können, dass sie tatsächlich hilfreiche Unterschiede für sie herstellen. Nur dann werden sie überzeugen und bisherige Sichtweisen nachhaltig in Bewegung bringen.

7. Die Definition von „Therapie“ oder „Beratung“ als zieldienliche, kontextadäquate und kompetenzfokussierende Intervention

Auch die Begriffe Therapie und Beratung können als Ausdruck von Realitätskonstruktionen verstanden werden. Aussagen wie z. B. „Im Gegensatz zu Beratung *ist* Therapie ...“ usw. haben dann schlicht keinen Sinn mehr. Gerade aus der hypnosystemischen, kompetenzfokussierenden Sicht wird zur übergeordneten Frage: „Welche Bezeichnung mit welchen damit assoziierten Beschreibungen und Erklärungsmodellen (z. B. krank, kompetent, selbst veränderbar/fremdgesteuert etc.) für die Ereignisse einer Dienstleistung – mit bestimmten gewünschten Ergebnissen – würde sich am effektivsten als zieldienlich für diese Dienstleistung und die damit verbundene Kooperation zwischen Auftraggeber und Dienstleister auswirken?“

Psychotherapie z. B. wird üblicherweise bei uns so definiert: Psychotherapie ist ein bewusster und geplanter interaktioneller Prozess zur Beeinflussung von Verhaltensstörungen und Leidenszuständen, die in einem Konsensus (möglichst zwischen Patient, Therapeut und Bezugsgruppe) für behandlungsbedürftig gehalten werden, mit psychologischen Mitteln (durch Kommunikation), meist verbal, aber auch averbal, in Richtung auf ein definiertes, nach Möglichkeit gemeinsam erarbeitetes Ziel (Symptomminimalisierung und/oder Strukturänderung der Persönlichkeit) mittels lehrbarer Techniken auf der Basis einer Theorie des normalen und pathologischen Verhaltens (Strotzka 1984, S. 4).

Diese Definition von Psychotherapie sagt auch, was nicht Psychotherapie ist: Es ist keine Psychotherapie, wenn keine Störungen oder Krankheiten behoben werden sollen (z. B. in Selbsterfahrungsgruppen, die der persönlichen Weiterentwicklung dienen, Supervisionen, Trainings- oder Coachinggruppen, in allgemeiner Lebensberatung, seelsorgerischer Beratung etc.) (so heißt es auf der Website der Psychosomatik und Psychotherapie der *Heinrich-Heine-Universität* Düsseldorf). Es wird deutlich, dass nach solchen Definitionen, die ja bei uns vorherrschen und auch Basis der Kontraktbedingungen der Krankenkassen sind, Voraussetzung dafür, dass etwas als (zumindest von den Kassen bezahlte) Psychotherapie bezeichnet wird, eben ist, dass die darin eingebrachten Phänomene als Krankheit, Störung, Defizit definiert werden.

Auch im Aufgabenbereich von Coaching wird oft versucht, eine trennscharfe Unterscheidung zwischen einem Ereignis wie „Coaching“ und „Beratung“ einerseits und „Psychotherapie“ andererseits herzustellen. Ein Beispiel: „Coaching ist eine absichtsvoll herbeigeführte Beratungsbeziehung, deren Qualität durch Freiwilligkeit, gegenseitige Akzeptanz, Vertrauen und Diskretion zwischen den beteiligten Personen bestimmt wird“ (Rauen 2002). Und weiter: „Coaching ist keine verdeckte Psychotherapie für Manager [...] Prinzipiell richtet sich Coaching an ‚gesunde‘ Personen und widmet sich vorwiegend den Problemen, die aus der Berufsrolle heraus entstehen [...].“ Und: „Psychische Erkrankungen, Alkohol-, Medikamenten- und Drogenabhängigkeit oder die Betrachtung der gesamten Lebensgeschichte eines Gecoachten obliegen ausschließlich entsprechend ausgebildeten Psychotherapeuten, Ärzten, und medizinischen Einrichtungen“ (ebd.).

Für solche Unterscheidungen kann es, wie schon gesagt, jede Menge gute Argumente geben. Allein schon das Motiv, durch die Definition zum Aufbau eines eigenständigen Marktbereichs beizutragen, kann ja durchaus legitim sein. Dann können z. B. für das Feld „Coaching“ ein eigenes Berufsbild und entsprechende abgegrenzte Rollendefinitionen gestaltet werden, andererseits auch andere Berufsbilder (wie z. B. „Arzt“ und „psychologische Psychotherapie“) im Hinblick auf sonst eventuell als bedrohlich erlebte Konkurrenzangebote beruhigt werden. Und wenn dabei deutlich der Aufmerksamkeitsfokus darauf gelenkt wird, dass jeweils immer nur kompetente, sachkundige, professionell gut qualifizierte Personen in die Kooperation mit KlientInnen gehen sollten, kann ich dies nur nachdrücklich unterstützen.

Auch diese Art der Definition stärkt aber deutlich die Annahme, bestimmte Phänomene seien klar zu kennzeichnen durch das ihnen inhärente, feststehende Wesensmerkmal „Krankheit“, welches als solches deutlich abgrenzbar sei. Und der Begriff „Psychotherapie“ wird intensiv mit dem Konzept „Krankheit“ assoziiert. Der *Bundesausschuss Ärzte und Krankenkassen* wiederum definiert seelische Krankheiten in der folgenden Weise: „Seelische Krankheiten sind krankhafte Störungen der Wahrnehmung, des Verhaltens, der Erlebnisverarbeitung, der sozialen Beziehungen und der Körperfunktionen. Es gehört zum Wesen dieser Störungen, dass sie der willentlichen Steuerung durch den Patienten nicht mehr oder nur zum Teil zugänglich sind".

Diese Definitionen fokussieren sicher nicht auf die Kompetenzen der KlientInnen, sondern eher auf ihre vermeintlichen Unfähigkeiten. So verwundert nicht, dass sich z. B. viele Menschen scheuen, sich in einen psychotherapeutischen Kontext zu begeben, da sie solche Defizitzuschreibungen fürchten und als Belastung und nicht als Hilfe erleben. Aber auch diejenigen, die das sogar wollen, werden so nicht unterstützt dabei, wieder wirksam auf ihre Kompetenzen zu fokussieren.

Aus systemischer Sicht drücken solche Bezeichnungen aber immer die Interessen der Definierenden aus, keine Wahrheit über das, „was es wirklich ist".

Mit dem Begriff „Beratung" wird fast immer tendenziell mehr ein Kompetenzfokus assoziiert als mit „Psychotherapie" im üblichen Diskurs des so genannten Gesundheitssystems (welches man wohl eher treffender als „Krankheitssystem" bezeichnen sollte). Das bringt aber Psychotherapeuten, welche lösungsfokussierend arbeiten wollen, in permanente Zwickmühlen in einem solchen „Gesundheitssystem".

Das Problem dabei ist nicht der Begriff „Psychotherapie" an sich, sondern die damit verbundenen Beschreibungen, Erklärungen, Bewertungen etc. Um diesen Zwickmühlen zu entkommen, hat sich in unserem Vorgehen (sowohl ambulant als auch stationär) bisher folgendes Vorgehen als am effektivsten erwiesen: Geht es z. B. um einen Auftrag, der üblicherweise als Psychotherapie bezeichnet würde und den die KlientInnen von den Kassen bezahlt bekommen wollen, informieren wir sie darüber, was dafür von den Kassen verlangt wird (z. B. Pathologiediagnose nach ICD 10, Bericht mit entsprechender pathologiefokussierender Anamnese etc.). Wir teilen ihnen mit, dass wir dies gerne zusammen mit ihnen erstellen können, dass dies für uns aber nichts darüber aussagt, wie die KlientInnen „sind", sondern nur den Ausschnitt möglicher Perspektiven darstellt, den die Kassen als Bedingung für ihre Aktivität verlangen. Wollen die KlientInnen diese Beteiligung der Kassen, dann sind das eben die zu achtenden Vertragsbedingungen. Die dafür nötigen Informationen (Anamneseerhebung etc.)

werden dann konsequent erfragt, und es wird auch eine Diagnose erstellt, die aus diesen Informationen abgeleitet wird. Diese wird den KlientInnen mitgeteilt als Information darüber, wie sie in diesem „Gesundheitssystem“ üblicherweise beschrieben und bewertet würden. Dann werden sie sofort eingeladen, die Wirkung solcher Realitätskonstruktionen auf sie an ihrer organismischen, emotionalen und kognitiven Reaktion zu prüfen.

Schon diese Reaktionen, die in aller Regel eher niederdrückende und einengende Wirkung widerspiegeln, können wir nutzen, um den KlientInnen erfahrbar zu machen, dass es ihnen nicht einfach so oder so „geht“, sondern dass dies jeweils in direktem Zusammenhang steht mit den gewählten Beschreibungen, Bewertungen, Erklärungen in Bezug auf sie etc. Dann bieten wir ihnen noch einmal transparente Informationen über unser hypnosystemisch-lösungsfokussierendes Konzept an, vermitteln besonders auch die Sichtweise, dass Erleben durch Fokussierung von Aufmerksamkeit auf den unterschiedlichen Sinneskanälen erzeugt wird und somit veränderbar ist. (Ich nenne dies „unsere Produktinformation“.)

Dann laden wir sie ein, kompetenz- und ressourcenorientierte Beschreibungen von sich zu entwickeln, wir bieten ihnen dazu nun eine Kompetenzanamnese an, wobei auch bisher als Defizit angesehene Erfahrungen schon auf mögliche plausible positivere Perspektiven geprüft werden – und wir entwickeln zusammen mit ihnen kompetenzfokussierende Diagnosen. Daraufhin werden sie wieder eingeladen zu prüfen, welche Wirkung in ihnen diese alternativen Realitätskonstruktionen auslösen. Im Vergleich wird meist sofort deutlich, welche Art der Perspektive für sie und ihre Ziele hilfreicher wirkt. Somit können sie schnell erleben, a) dass sie bestimmende, kompetente Autoritäten für ihr Erleben sind und als solche behandelt werden, b) dass sie Wahlmöglichkeiten auch darin haben, welche Konstruktionen von bzw. für sich sie wählen, c) dass diese Wahl darüber mitbestimmt, wie es ihnen geht und dass ihr Erleben von ihnen mit steuerbar ist und dass sie d) durch systematische Wahl der von ihrem kompetenten Organismus (mit ihren somatischen Markern) als hilfreich rückgemeldeten Konstruktionen zieldienliche Schritte für ihre Anliegen ausbauen können. Es ist oft erstaunlich, dass schon diese ersten Erfahrungen von den KlientInnen als sehr intensive Stärkung eines positiveren Selbstbildes genutzt werden können, denn sie haben damit ja überzeugend erlebt, dass sie ein untrügliches inneres Wissen darüber haben, welche Konstruktionen ihnen gut tun und welche nicht. So können sie schnell eine hilfreiche Metapositionen (Überblicks- und Wahlposition) aufbauen und werden damit auch unabhängiger von und flexibler mit eventuellen Defizitangeboten, die ihnen ja immer mal wieder im Leben begegnen können. Und sie müssen sich nicht einfach an unsere Konzepte anpassen oder gar ihnen unterwerfen, sie wählen sie aus; und auch nur dann tun sie das, wenn sie ihnen plausibel und wirksam erscheinen. Dies geht natürlich mit einer viel stärkeren Eigenmotivation bei ihnen einher, die Kooperation wird so nachhaltig verbessert.

So lassen sich nicht nur die beschriebenen Zwickmühlen konstruktiv auflösen, sondern auch noch zieldienlich nutzen (utilisieren), da sie die KlientInnen selbst gestaltend und selbstverantwortlich als die autonomen Autoritäten würdigen, die selbst auswählen, welche Bezeichnung mit welchen Bedeutungen und Beschreibungen ihnen für sich und ihre Ziele adäquat erscheinen und wie sie generell (auch sonst in ihrem Leben) kontextadäquat selbst passende (nützliche) Beschreibungen auswählen können.

Mit diesem Vorgehen können wir für alle KlientInnen den Prozess der Bezeichnung für eine „maßgeschneiderte" Wahl nutzen. Dazu gehört auch, zu prüfen, welche Bezeichnung in welchem Kontext (z. B. bei der Arbeit, im Hinblick auf spätere Lebensversicherungs- oder sonstige Versicherungsfragen) für sie die günstigsten und passendsten Wirkungen erbringen würde (Klärung der kontextuellen Wechselwirkungen der Bezeichnung). Diese Überlegungen machen deutlich, weshalb wir im weiteren Verlauf der Arbeit kontinuierlich die Begriffe zusammen erwähnen, schon um deutlich zu dokumentieren, dass wir sie flexibel als eine Art der Intervention gezielt mit den KlientInnen zusammen auswählen und keineswegs daran glauben, dass sie durch ihnen inhärente Wesensmerkmale zu unterscheiden seien.

8. Typische Phasen und Schritte von hypnosystemischen Interventionen – Grundstrategie: Beratungssystem und Heimatsystem als zielfokussierende Systeme organisieren

Auch jede Theorie leitet ihren Sinn und ihre Nützlichkeit letztlich daraus ab, dass sie als zieldienliches Mittel zum Zweck in effektive Handlungen umgesetzt werden kann. In diesem Kapitel soll gezeigt werden, wie die Überlegungen aus den vorangegangenen Kapiteln so praktisch umgesetzt werden können, dass Therapie und Beratung als professionelle, erfolgswirksame Dienstleistung aufgebaut werden können.

8.1 Aufbau des Beratungssystem und des Heimatsystems als zieldienliches Kooperationssystem

8.1.1 Das Beratungssystem als zielfokussierendes System

Jedes Phänomen gewinnt aus systemischer Sicht seine Bedeutung und Wirkung aus seinem kontextuellen Wechselwirkungszusammenhang. Dies gilt auch für Therapie und Beratung selbst. Ihre Interventionen können technisch noch so perfekt anmuten, wenn der Kontext von den KlientInnen nicht als stimmig und sicher angesehen wird, lösen sie meist gar nichts oder sogar dysfunktionale Wirkungen aus. Therapie und Beratung werden in aller Regel angelegt für die Anliegen der KlientInnen in ihren üblichen Lebenskontexten. Für diese Beziehungssysteme habe ich den Begriff „Heimatsystem" vorgeschlagen (Schmidt 2004). Therapie und Beratung können also als Mittel zum Zweck für das Heimatsystem verstanden werden. Damit für dieses Heimatsystem aber etwas Konstruktives entwickelt werden kann, muss das System der Therapie und Beratung optimiert werden. Dieses System habe ich Beratungssystem genannt. Das Beratungssystem schafft erst den konstruktiven Rahmen, wenn es entsprechend organisiert ist, damit hilfreiche Interventionen für das Heimatsystem gestaltet werden können. Es ist das System, in dem die – das System betrachtenden – TherapeutInnen und BeraterInnen selbst beteiligt sind, also das System, in dem der Beobachter des Systems selbst Teil des Systems ist und selbstrückbezüglich beobachtet (System der Kybernetik 2. Ordnung, von Foerster 1985, 1993). Wichtiger Teil der von diesen Beobachtern gemachten Beobachtungen sind die Interaktionen zwischen ihnen und den KlientInnen und eventuellen wichtigen Dritten. Den Überlegungen, wie dieses Beratungssystem organisiert werden sollte, wird hier breiter Raum gegeben, weil die Art, wie es aufgebaut wird, sich in der Praxis als die entscheidende Grundintervention erweist, die alle anderen Interventionsprozesse intensiv in ihrer Wirksamkeit beeinflusst.

Jede Therapie und Beratung kann als Mittel zum Zweck angesehen werden. Sie legitimiert sich ausschließlich dadurch, dass sie ein erfolgreiches, zieldienliches Mittel für die Zwecke darstellt, für die sie in Anspruch genommen wird. Kein System existiert als Selbstzweck, sondern immer nur für bestimmte Ziele und Aufgaben (obwohl man bei vielen Systemen, insbesondere solchen im Bereich der so genannten öffentlichen Hand, den Eindruck gewinnen könnte, sie würden sich selbst genügen; in manchen Ämtern z. B. wurden bis vor kurzer Zeit die Sprechzeiten für Bürger mit Anliegen, für welche die Ämter eingerichtet worden waren, ganz offiziell als „Störzeiten" definiert – das halte ich für selbsterklärend).

Damit überhaupt möglich wird, zu überprüfen, ob Therapie und Beratung als zieldienliches Mittel taugen, muss Klarheit herrschen über die Prüfkriterien, d. h. über die angestrebten Ziele. Ist diese Klarheit hergestellt, sollte jeder Schritt – d. h. jeder Inhalt und jede Art der Kommunikation, jede Art der Beziehungsgestaltung, jede Art und Richtung der Intervention etc. – permanent daraufhin geprüft werden, ob und wie er zieldienlich wirkt oder nicht, ob er notwendig dafür erscheint, das Ziel zu erreichen, oder nicht. Wenn Therapie und Beratung als Mittel zur Aktivierung und Aufrechterhaltung des gewünschten Zielerlebens bei den beteiligten AuftraggeberInnen verstanden werden, sollte der gesamte Prozess der Kooperation aufgebaut sein als ein kontinuierliches und konsequentes Ritual der Aufmerksamkeitsfokussierung auf den Bereich des gewünschten Zielerlebens. Alle Aufmerksamkeit, alle Beiträge sollten ausgerichtet werden auf die Ziele und die dafür hilfreichen Schritte, letztlich auf nichts anderes.

Das Beratungssystem muss deshalb auch aufgebaut werden als kompetenzfokussierend, würdigend, zieldienlich, Sinn ergebend, motivierend, als gleichrangige Kooperationspartnerschaft.

Auch die Betrachtung und Behandlung des Heimatsystems der KlientInnen sollte diesen Überlegungen Rechnung tragen.

Fragen und andere Bemühungen, das System, wie es „ist“, zu verstehen, folgen dem Missverständnis, dass man verstehen könnte, wie das System organisiert ist. Jedes so genannte System weist aber multiple Möglichkeiten auf, sich zu organisieren, sowohl in problemverstärkender als auch in lösungsfördernder Weise. „Lösung“ oder gewünschtes Ergebnis der Kooperation wird aber nur erreicht, wenn nachhaltig auf die Muster fokussiert werden kann (am besten von so vielen Beteiligten als irgend möglich), die Lösungskompetenzen aktivieren. Deshalb haben auch Systemdiagnosen im noch immer weit verbreiteten traditionellen Stil der Erfassung eines „Ist-Zustands“ keinen Sinn, sie fokussieren aber oft in sehr ungünstiger Weise auf vermeintliche Defizite und weg von den hilfreichen Kompetenzmustern. Das System an sich gibt es ohnehin nicht, sondern das, was damit gemeint ist, drückt immer nur die jeweilige Beschreibungsleistung von Beobachtern aus. Und die ist jeweils ausgerichtet an den Fragestellungen oder Interessen der Beobachter.

Deshalb sollten die Beobachter in Therapien und Beratungen nur zieldienliche Beschreibungen erstellen. Dies wird dadurch möglich, dass zunächst die Ziele entwickelt werden, für welche man das System betrachten und beschreiben will. Daraufhin sollte das jeweilige System konsequent so organisiert werden, dass es zieldienlich wirkt.

Das System sollte also um die Ziele herum organisiert werden. So, wie man von einem problemdeterminierten System sprechen kann, kann man auch von einem ziel- oder lösungsförderlichen System sprechen. Dies sollte intensiv in den Mittelpunkt der Aufmerksamkeitsfokussierung gestellt werden. Man kann sagen: *Der Sinn der Arbeit, auch die Kraft, die Motivation für die Arbeit und ihre Effektivität kommen aus dem Zielbezug.*

Erstrangig relevant sind dann nicht Fragen danach, wer im System der KlientInnen bisher was wann mit wem mit welchem Ergebnis gemacht hat, es sei denn, es wird gefragt nach bisherigen Ergebnissen der gewünschten Art. Entscheidend sind Fragen danach, wie das System sich organisieren könnte, damit es optimal zieldienlich wirken kann: „Wie müsste das System sich quasi um die Ziele herum so organisieren, dass es ihnen besonders gut und schnell dient?“

Auch die in der Tradition der systemischen Familientherapie vorherrschenden Fragerichtungen wie z. B. „Welche Interaktionsmuster im System (z. B. in der Familie, im Team etc.) tragen zur Aufrechterhaltung oder Eskalation des Problems bei ...?“ sollten zumindest zu Beginn der Kooperation (meist sogar generell) nicht oder sehr sparsam gestellt werden. Sie können schnell zu ungewollten Schuldinduktionen beitragen, das betrachtete System und seine Beteiligten werden dann eher im Lichte von Defiziten gezeichnet. Ebenso erscheint es aus hypnosystemischer Sicht wenig sinnvoll, oft sogar dysfunktional, z. B. eine Genogrammbetrachtung mit Fragen anzulegen im Sinne von „Wie ist das Genogramm der Familie X?“. Dies würde suggerieren, das Genogramm *ist* so oder so.

Damit kann aber ein verdinglichtes, starres Bild der Familie erzeugt werden, welches den Blick auf hilfreiche Ressourcen *heute* verstellt. Genogrammarbeit kann sehr nützlich sein, aber nur, wenn sie sich konsequent am Fokus der Ziele orientiert, für welche sie genutzt wird. Dann sind aber Fragen sinnvoll wie z. B.: „Damit sie die Betreffenden stärken, dafür, heute ihre Ziele verwirklichen zu können, wären welche Beschreibung und welche Art der Betrachtung des Genogramms hilfreich? Wo in der Familiengeschichte lassen sich Kompetenzen finden, die, würden sie heute wieder genutzt, sehr hilfreich für die Zielerreichung wirken würden?“ Seit vielen Jahren leite ich u. a. Seminare zu einer kompetenzfokussierenden Betrachtung der eigenen Herkunftsfamilie. Daran nehmen sehr oft auch systemische Experten teil, die im Rahmen ihrer Ausbildungen auch Herkunftsfamilienrekonstruktionen mitgemacht haben. Da aber auch dabei die professionelle Tradition eher problem- und defizitfokussierend wirkt, haben sie meist ein sehr negatives Bild ihrer Herkunftsfamilie. Schon einfache kompetenzfokussierende Möglichkeiten, die Herkunftsfamilie auch anders zu sehen, bringen ihnen meist sehr bewegende und befreiende Erkenntnisse, welche sie sehr stärken.

Auch in der Arbeit mit und für das Heimatsystem der KlientInnen sollten zentrale Fragen einer systemischen Arbeit durchgängig sein: „Wie sollte das System organisiert werden, sodass es als sehr zieldien-

liches, für alle Beteiligten Gewinn bringendes System wirken kann? Welche Beziehungsgestaltung zwischen den Beteiligten bewirkt dies am meisten, und welche hat es schon bisher immer mal wieder so bewirkt? Wer braucht was und wen motiviert was von wem wann wie wo, damit er/sie ihre Kompetenzen schnell und wirksam wieder erleben kann und auch noch motiviert ist, sie im Dienste der wechselseitigen Zielverwirklichung zu aktivieren?"

Dies heißt nicht, dass man Problembetrachtungen vermeiden sollte. Aber wenn man sie anstellt, sollte der Fokus dabei eher so sein: „Wenn die Problemmuster wechselseitig gelebt werden, *welche Bedürfnisse der Beteiligten melden sich damit*? Wie können diese so klar und achtungsvoll miteinander kommuniziert werden und Unterschiede dabei konstruktiv verhandelt werden, dass auch dies wieder optimal der Zielverwirklichung dient?"

Und wie wirken die diversen Kommunikations- und Interaktionsangebote verschiedener Beteiligter und sonstiger Kontextfaktoren als wechselseitige Einladungen zur Aufmerksamkeitsfokussierung aufeinander ein, sodass sie wirksame soziale Realitäten „weben"? Wobei zu sagen ist, dass dies ein permanentes und ständig sich veränderndes Wechselspiel zwischen innen und außen darstellt, denn niemand und kein Kontext kann ein autonomes lebendes System zwingen zu einer bestimmten Erfahrung, sondern immer nur als mehr oder weniger kräftige Einladung wirken. Was die Einzelnen dann aus den interaktionellen Einladungen autonom machen, wirkt sofort wieder auf den Kontext ein, wir sind also alle permanent einladende Umwelten füreinander, uns ständig so zwar beeinflussend, aber niemand hat dabei die Kontrolle und schon gar nicht das Wissen, „wie es wirklich ist, womöglich sogar für andere".

Man kann zielfokussierende Fragen sehr gut als zirkuläre Fragen aufbauen, die gezielt ausgerichtet sind auf wichtige Ebenen der Organisation eines Systems, z. B. in diesem Sinne: Wenn sich das System so organisieren würde, dass es den Zielen dient, welche Beteiligten würden dabei zusammenwirken? Für welche Ziele wären die Beteiligten am ehesten zu einer Kooperation zu gewinnen? Wie müsste wer wie wo mit wem zusammenwirken für eine tragfähige Entscheidung über die Ziele? Wie müssten die Ziele kommuniziert werden? Welche Rollen- und Aufgabenverteilung zwischen den Beteiligten wäre am ehesten zieldienlich? Welche Art eventueller Hierarchiegestaltung wäre hilfreich, welche eher hinderlich? Worüber würde am meisten kommuniziert, was sollte unbedingt an Kommunikation erlaubt sein, sodass dies zieldienlich wirken kann? Welche Nähe-und-Distanz-Regelungen und welche Art der Grenzenbeachtung zwischen den Beteiligten wären hilfreich? Welche Absprachen über Nahtstellen zwischen Teilbereichen des Systems wären hilfreich? Wie wären die Verbindungen und Grenzbildungen nach außen, damit sie zieldienlich wirken können? Welche informellen (z. B. lustorientierten Freizeitregelungen) wären besonders zieldienlich? Usw.

8.1.2 Pacing und das Rollenverständnis der TherapeutInnen und BeraterInnen

Für Therapie und Beratung entscheiden sich Menschen fast immer dann, wenn sie sich in einer Realität erleben, die sie als veränderungsbedürftig ansehen. Sie erwarten mit Recht von den TherapeutInnen oder BeraterInnen, dass diese ihr Know-how kompetent für die gewünschte Veränderung einsetzen. Veränderung wird dadurch erreicht, dass in die bisher vorherrschenden Muster der gewohnten Realität Unterschiede eingeführt werden, und zwar so, dass hilfreiche Fähigkeiten der AuftraggeberInnen wieder zieldienlich aktiviert werden. Jedes Gespräch sollte als ein Ritual dafür gestaltet werden. Allerdings, selbst wenn sie bewusst eine Veränderung wollen (die sie ohnehin meist bisher auch schon gewollt versucht hatten), sind sie gleichzeitig mit genau ihrer leidvollen Realität intensiv identifiziert, besonders auf unbewusster, unwillkürlicher Ebene.

Das kann sich schnell zur schwierigen Zwickmühle für TherapeutInnen und BeraterInnen entwickeln. Denn Kooperation mit autonomen, sich selbst organisierenden Wesen setzt voraus, dass man sie in ihrer jeweiligen subjektiven Weltsicht und Erlebnisweise wertschätzend und akzeptierend „abholt". Nur dann wird es jemand als sinnvoll und auch würdigend genug erleben, sich an einer Kooperation aktiv und offen zu beteiligen. Alle Maßnahmen, die dieser Aufgabe dienen, wurden von Milton Erickson als Beiträge zum Aufbau einer *kooperativen „Ja-Haltung"* („establishing of a yes-set") bezeichnet. Der Begriff „Pacing" (Grinder u. Bandler 1982) meint genau das Gleiche und wird heute meist dafür gebraucht. Die TherapeutInnen und BeraterInnen stellen sich also auf das Erleben der KlientInnen ein, geben deshalb ihre eigene Position aber nicht auf und verzichten auch nicht auf ihre eigenen Bedürfnisse und Bedingungen, die sie für eine Kooperation brauchen. Sie bieten aber eine kongruent achtungsvolle Begegnung an. Pacing stellt eine Daueraufgabe dar in einer Beratungs- oder Therapiekooperation. Um ihr gerecht zu werden, gibt es in der Erickson'schen Konzeption eine enorme Vielfalt von Kriterien, mit denen man die Erlebnisorganisation bei sich selbst oder anderen differenziert erkennen und beschreiben kann, um so besser auf sie eingehen zu können. Man kann z. B. ähnliche Sprachmuster wählen wie die KlientInnen (manchmal reicht es schon, einfach empathisch wörtlich zu wiederholen, was sie gesagt haben), im ähnlichen Rhythmus sprechen, ähnliche Körperhaltungen einnehmen oder die eigene Sprache auf den Atemrhythmus der KlientInnen abstimmen u. v. m. (für eine ausführlichere Darstellung siehe das Kapitel „Hypnosystemische Kompetenzentfaltung" in Schmidt 2004).

Diese Pacingstrategien ermöglichen u. a. wesentlich vielfältigere und differenziertere Möglichkeiten, das Beratungssystem quasi maßgeschneidert abzustimmen auf die einzigartigen Welten der KlientInnen, aber auch auf die relevanten Kontextbedingungen der Kooperation, als wir dies aus den üblichen systemischen Modellen kennen.

Würde nur Pacing angeboten, könnten die TherapeutInnen und BeraterInnen nicht der Aufgabe nachkommen, Unterschiede zur bisherigen Realität anzubieten, denn dadurch wird diese ja infrage gestellt. Bieten sie aber die als zieldienlich gedachten Unterschiede an, könnten sie Widerstand auslösen, der die Kooperation gefährdet.

Um dieser Zwickmühlen zu entkommen, ist ein bestimmtes Rollenverständnis für die TherapeutInnen und BeraterInnen erforderlich. Einerseits sollten sie das Erleben der KlientInnen empathisch bestätigend begleiten und wertschätzen. Andererseits sollten sie Änderungsinterventionen anbieten in der Art, dass sie selbst organisierte bewusste und unbewusste Such- und Findeprozesse für eine hilfreiche, neue Musterorganisation bei den KlientInnen unterstützen. Dabei sollten sie zwar als ExpertInnen fungieren, aber niemals dafür, was für die KlientInnen gut ist und welche Schritte sie wählen sollten. Sie sollten nicht aus der Position der Wissenden handeln, die beanspruchen, die gültige Realität der KlientInnen zu definieren.

Dafür, neue Perspektiven, andere Aktionen und Reaktionen als bisher anzubieten und dabei gleichzeitig rituell Achtung für die Autonomie und die Eigenkompetenz der KlientInnen auszudrücken, erweisen sich hypothetische Fragen als besonders hilfreich. Fragen wirken kommunikativ nicht nur als Fragen. Sie fokussieren gleichzeitig immer die Aufmerksamkeit der Beteiligten auf das, wonach gefragt wird. Einige Beispiele:

> Nehmen wir an, ich würde Sie fragen, ob Sie in der letzten Zeit einmal eine Situation erlebt haben, in der Sie gespürt haben, dass Sie einfach so sein durften, wie es Ihnen gerade ums Herz war, und es einfach gut so war; und Sie würden sich erinnern, wie Sie sich dabei fühlten, wie sich dies auf Ihre Atmung auswirkte und wie Sie sich dann verhalten haben: Welche Aspekte der Erinnerung würden als erste auftauchen? Würden Sie es eher körperlich merken, oder würde zunächst erst einmal ein Erinnerungsbild aufsteigen? Und was antworten Sie, wenn ich Sie frage, ob dieses Erleben damals sich auf Ihr Verhalten anderen Menschen gegenüber ausgewirkt hat und, wenn ja, wie? Und woran die es eventuell bemerkt haben und wie die sich dann verhalten haben? Und wenn Sie womöglich wieder deutlich merken würden, dass Sie wertvolle, anerkennenswerte Beiträge in einer Situation beigesteuert haben, die Sie und andere zufrieden machten, wie würde sich das auf Ihr Selbstwertgefühl auswirken? Würde Sie das vielleicht zuversichtlich machen bei der Ausführung schwieriger Aufgaben? Oder nehmen wir an, jemand hätte bestimmte Erwartungen an Sie, und genau dies würde Sie deutlich wieder daran erinnern, dass auch Sie ein Recht auf Ihre Bedürfnisse haben und sich sogar auch abgrenzen dürfen, wenn Ihnen etwas zu viel wird: Welche Haltung würde Ihnen dabei helfen? Welche inneren Sätze, die Sie sich sagen, würden Sie unterstützen, sodass Sie deutlich die innere Erlaubnis spüren? Wie würde sich das auf Ihr Verhalten auswirken? Und wie könnten Sie das dann kommunizieren, sodass es achtungsvoll ankommen kann? Und ich frage mich gerade, wie es sich auswirken würde, wenn Sie z. B. eine innere Reaktion, ein Symptom etc., etwas, das Sie schon oft belastet hat und das Sie verständlicherweise sehr negativ, womöglich bisher als eigenes Versagen oder Defizit bewertet haben, nunmehr so sehen und verstehen könnten, dass es ein Signal, eine Botschaft enthalten kann darüber, dass Ihnen etwas fehlt, etwas Wichtiges und Berechtigtes, dass es Sie eigentlich in einer interessanten Art hinweist auf berechtigte Bedürfnisse von Ihnen (denn wahrscheinlich tritt es ja eher dann auf, wenn Ihnen etwas Wichtiges fehlt), wobei es natürlich deshalb doch lästig sein kann? Und nehmen wir an, Sie würden es nun eher anders behandeln, anders darauf re-

agieren, z. B. eher so, als ob Sie einen unerwarteten, vielleicht auch ungeliebten Besucher hätten, von dem Sie aber den Eindruck haben, er habe Ihnen etwas Wichtiges mitzuteilen, wie anders würden Sie mit ihm umgehen? Und wie anders würde sich das anfühlen? Und wie anders würde Ihr Körper darauf reagieren? Vielleicht eher etwas gelassener? Würde Sie das eher flexibler machen? Nehmen wir an, Sie würden dem Problem dann (wie einem Besucher) sogar einen menschlichen Namen geben, wie z. B. Otto oder Luise, wie anders würde sich das auswirken? Würde es das Problem verstärken oder eher etwas weniger belastend wirken lassen?

Durch solche Fragen ist niemand gezwungen, sich an bestimmte Situationen zu erinnern. Die Fragen wirken aber wie Einladungen zu Imaginationen, die das abbilden, was erfragt wird. Denn die Fragen kann man weder verstehen noch beantworten, wenn man nicht innere Erlebnismuster (Imaginationen) abruft, die ihnen entsprechen. Dies aber wieder wirkt als Einladung zur Aufmerksamkeitsfokussierung (wie Priming) in die gewünschte Richtung, das gewünschte Erleben wird nicht nur erfragt, sondern synchron schon aktiviert. Fragen dieser Art und ihre Antworten bilden also nicht in erster Linie quasi fotografisch bisherige Informationen und Abläufe ab, sie wirken vielmehr als Instrumente der Erzeugung von Information. Sie können sehr hilfreich sein dafür, durch entsprechende Fokussierung von Aufmerksamkeit neue, hilfreiche Realitäten erlebniswirksam zu aktivieren. Sie wirken als indirekte (quasi Trance-)Induktionen ins gewünschte Erleben (Ausführlicheres dazu habe ich beschrieben in Schmidt 2004, 1985). In ähnlichem Sinne hat P. Penn (1986) vorgeschlagen, solche Fragen „Feed-Forward“ zu nennen.

Hypothetische Fragen dieser Art können noch wirksamer genutzt werden für weitere wichtige kompetenzstärkende Interventionen, wenn man sie damit verbindet, die intuitiven körperlichen Reaktionen auf sie zu beachten. Denn auf jede Idee, die mit den Fragen angeboten werden, antwortet der Organismus der Befragten sofort spontan, unwillkürlich mit Empfindungen, Muskel- und Atemreaktionen und meist auch mit wahrnehmbaren Emotionen. Damasio (1997) hat diese Reaktionen „somatische Marker“ genannt. Jedes Mal, wenn ich etwas anbiete, kann ich dann sofort z. B. weiterfragen (verbunden mit dem Angebot von Unterschieden): „Und wie antwortet Ihr Organismus darauf? Ist seine Reaktion darauf im Vergleich zum Problemerleben eher angenehmer, unangenehmer oder gleich?“ So können jede neue Idee, empathische Kommentare, Vorschläge, etwas auf bestimmte Art anders als bisher zu beschreiben, zu bewerten, zu benennen oder auf der Ebene der inneren Wahrnehmung die Distanz zum Wahrgenommenen zu verändern, zu einer Chance werden dafür, die innere Achtsamkeit („mindfulness“, Heidenreich u. Michalak 2003) für autonome unwillkürliche Prozesse zu stärken. Dies wirkt sehr hilfreich dafür, diese Körperreaktionen in einer sehr achtungsvollen Weise als Kompetenz, als wertvolles Wissen über Stimmigkeit auszuweisen. Dies wieder verbessert das Selbstbild und bewirkt meist sehr schnell eine viel mehr wertschätzende, akzeptierende Art der Selbstbeziehung, wodurch wieder innere Kämpfe reduziert werden, die bisher das Problem eskalieren ließen. Wenn man Interventionen (im Sinne der Bildung von Unterschieden zu bisherigen Problemmustern) auf diese Weise als Fragen anbietet, wird die gesamte Kommunikation mit KlientInnen zu einem Ritual, welches ihnen erlebbar macht, dass ihre bisherigen Erlebnismuster, so leidvoll sie auch gewesen sein mögen, eigentlich Ausdruck eines umfassenden, gesunden inneren Wissens waren (und keineswegs Ausdruck von Unfähigkeit) in dem Sinne, dass ihr intuitives unwillkürliches Wissen ihnen durch die Probleme signalisiert, dass etwas fehlt, und zwar von dem, was der Organismus als unbedingt nötig ansieht. Die Probleme können so als kompetente Botschafter unbewussten Wissens wertgeschätzt (was wieder das Muster auf der Ebene der Bewertung ändert – positive Konnotation) und gleichzeitig genutzt werden.

Dieses Vorgehen kann auch sehr hilfreich sein, wenn jemand bisher keine klaren Ziele für sich formulieren kann. Fragt man, woran die KlientInnen das gewünschte Ergebnis der Therapie oder Beratung merken würden, fällt es ihnen oft sehr schwer, dies klar zu formulieren. Dies drückt keine Inkompetenz aus, sondern zeigt nur, wie intensiv sie in die Problemmuster absorbiert sind. Ihr Denken führt unwillkürlich meist wieder genau (mit Negativbeschreibungen wie „Das soll aufhören, weg sein“) auf das zurück, was sie beseitigen wollen. Dann kann man auch nicht kognitiv klar das Gewünschte schildern, man erlebt davon höchstens eine dumpfe intuitive Ahnung. Gerade dann können differenzierende Fragen oder auch Vorschläge von außen sehr erleichternd und hilfreich sein, allerdings nur, wenn sie in der beschriebenen Art mit freier Möglichkeit zu kritischer Prüfung und Wahl angeboten werden.

So werden die TherapeutInnen und BeraterInnen quasi zu *RealitätenkellnerInnen*, also KooperationspartnerInnen, die diverse Realitäten wie ein Menü anbieten, wobei die Gäste (KlientInnen) völlig frei auswählen. Dies ist das Rollenverständnis, mit dem ich meine Arbeit seit langer Zeit beschreibe, um zu dokumentieren, welches Rollenverhalten mir am ehesten geeignet erscheint, eigene Kompetenz des Beraters zu verbinden mit bestmöglicher Unterstützung eigenständiger, kompetenter Such- und Findeprozesse bei den KlientInnen.

Praktiziert man dies, können die KlientInnen permanent erleben, dass sie sehr kluge, kompetente ExpertInnen für ihr eigenes einzigartiges Sein und Wohlergehen sind. Denn die Rückmeldungen ihrer somatischen Marker – oder auch des „felt sense", wie E. Gendlin (1981) das nennt – zeigen, dass auf unwillkürlicher, organismischer Ebene nur bestimmte Realitätskonstruktionen (z. B. auch Ziele) als stimmig eingeschätzt werden, und dies viel präziser, als dies jede kognitive Einschätzung könnte. So wird die ganze Therapie oder Beratung zum Ritual, welches für die KlientInnen mehr und mehr überzeugend erlebbar macht, dass a) die Probleme letztlich kompetente Rückmeldungen aus dem inneren Wissen darüber sind, was man braucht, und b) sie ihrem intuitiven Wissen viel mehr vertrauen können, als sie es bisher je getan haben. Diese positiven Konnotationen stärken meist sehr schnell und intensiv ihr Selbstbewusstsein. Außerdem ermöglichen sie, dass die KlientInnen so kontinuierlich eine Metaposition aufbauen, aus der heraus sie ihre Erlebnisprozesse beobachten können. Wenn jemand Symptome erleidet, finden wir als ein zentrales Element im Organisationsmuster der Wahrnehmung so gut wie immer, dass dabei eine Metaposition verloren gegangen scheint, der Leidende erfährt sich als so assoziiert mit den unerwünschten Prozessen, dass er Wahlmöglichkeiten als unmöglich erlebt. Der Aufbau einer Metaposition wird damit zu einer entscheidenden Intervention, die hilft, Problemmuster aufzulösen.

Und die ganze Kooperation wird für beide Seiten dadurch wesentlich erleichtert. Wann immer ein Prozess relevant erscheint, z. B. wenn Schwierigkeiten in Therapie und Beratung auftreten oder auch, wenn etwas besonders zieleffektiv abläuft, können die TherapeutInnen und BeraterInnen sofort einen Kommentar auf der Metaebene anbieten und die KlientInnen in gleichrangiger Weise (quasi als KollegInnen) auf diese Prozesse transparent ansprechen, ihre intuitiven Reaktionen mit einbeziehen und mit ihnen zusammen nach den passenden nächsten Schritten suchen, welche die Kooperation wieder optimieren.

Dafür, dass Menüangebote, z. B. für das gewünschte Erleben, unterbreitet werden können, eignen sich für die Realitätenkellner die in Kapitel 6 dargelegten Modelle der Muster von Realitätskonstruktionen besonders gut. So können viele detaillierte Fragen angeboten werden, nicht nur zu konkretem Verhalten, Denken, Fühlen, zu Kontextbedingungen etc., sondern auch zu dem, was in der Hypnotherapie als Trancephänomene bezeichnet wird (z. B. Kossak 1989; Bongartz u. Bongartz 2000; Yapko 1984).

8.1.3 Imaginationen als wirksame Veränderungskraft

Die als Lösung definierten Erlebnisprozesse sollten so oft und intensiv wie möglich in der weiteren Kooperation verstärkt werden. Dies geschieht in maßgeblicher Weise durch Variationen von Imaginationen. Angebote von bildhaften Vorstellungen auf allen Sinneskanälen, nicht nur visuell, werden dabei eingesetzt. Bei den üblichen Imaginationsmethoden wird, nachdem eine Fokussierung nach innen (oft mit geschlossenen Augen) vorgeschlagen wurde, dazu eingeladen, sich die gewünschten Erlebnisse so konkret und plastisch als möglich vorzustellen. In der Hypnotherapie werden solche Prozesse als Tranceinduktionen bezeichnet. Diese wirken aber nicht an sich schon lösungsförderlich, sondern nur dann, wenn sie relevante Unterschiede in bisherige Problemmuster einführen. Auch dafür, was in solchen Induktionen angeboten wird, kann als Planungs- und Klärungshilfe im transparenten Austausch mit den KlientInnen wider das Realitätskonstruktionsmodell aus Kapitel 6 genutzt werden. Wie in 8.1.2 gezeigt werden konnte, wirken hypothetische Fragen, die daraus abgeleitet werden, wie intensive Imaginationsangebote, welche das dabei fokussierte Erleben aktivieren. Hier sei noch darauf hingewiesen, dass Imagination nicht nur während des Träumens oder professioneller Imaginationsmethoden (wie z. B. des katathymen Bilderlebens o. Ä.) geschieht. Imaginiert wird bei jeder Kommunikation, auch wenn sie nur nonverbal geschieht, aber auch durch rituelle Bewegungen, Tanz, Gesang und Sprachmuster, die besonders nachhaltig auf die gewünschten Erlebnisbereiche fokussieren. In der Erickson'schen Konzeption werden (wie schon erwähnt) neben der hier gerade beschriebenen Art von direkter

Imagination viele indirekt angelegte Angebote gemacht. Besonders durch Metaphern, das Erzählen von Anekdoten, die Verwendung von symbolischen Interventionen, von Ritualen, aber auch durch nonverbale (mimische und gestische) Angebote und durch beiläufige Gespräche mit vielen Fragen, die sich aber systematisch mit gewünschten Erlebnisprozessen beschäftigen, versucht man, eigenständige innere Such- und Findeprozesse hinsichtlich der gewünschten Potenziale bei den KlientInnen anzuregen. Generell, so könnte man sagen, werden alle Angebote als besonders günstig angesehen, die direkt oder indirekt quasi die Sprache des limbischen Systems und anderer entwicklungsgeschichtlich älterer Gehirnbereiche sprechen, denn diese sind am meisten für unwillkürliche Prozesse zuständig, und die sprechen nun mal nicht die kognitive Sprache des Cortex.

Erickson betonte mir gegenüber, dass er in über 50 Jahren Berufspraxis immer konsequent hypnotherapeutisch gearbeitet habe, aber maximal in 25 % seiner Arbeit direkte, „offiziell" so definierte Tranceinduktionen genutzt habe. Die üblicherweise bekannten Tranceinduktionen sind also nur ein Sonderfall einer flexiblen, kontextadäquaten Hypnotherapie. Man kann deshalb zwischen direkten und indirekten Induktionsangeboten unterscheiden. Anderenorts habe ich ausführlicher beschrieben, wie in vielfältiger und differenzierter Weise direkte und indirekte Imaginationen bzw. Tranceinduktionen gestaltet werden können (Schmidt 2004).

8.1.4 Utilisation

Um das Beratungssystem als zieldienliches, kompetenzfokussierendes Kooperationssystem aufbauen zu können, sollte man weiter beachten: Kein Phänomen „ist" an sich eine Kompetenz oder eine Inkompetenz, eine Ressource oder Nichtressource. Jedes Phänomen kann aber als Kompetenz oder Inkompetenz wirken. Dies hängt davon ab, ob es (aus der Sicht des jeweiligen Betrachters) Gewünschtes, den jeweils zugrunde gelegten Zielkriterien Entsprechendes bewirkt und auch dabei in die jeweils als gültig angesehenen Kontextbedingungen (z. B. Moral, Kultur etc.) passt. Dann wirkt es als „Kompetenz", ganz unabhängig von der ursprünglich damit verbundenen Absicht des Handelnden. Die Wirkung und die Kontextviabilität bestimmt also „Kompetenz". Wirkt es nicht zieladäquat und/oder kontextadäquat, gewinnt das jeweilige

Phänomen (Denken, Handeln, ja auch Emotion) den „Charakter" von Inkompetenz. Ob etwas als Kompetenz oder Inkompetenz angesehen und genutzt wird, hängt also entscheidend davon ab, wie es beschrieben und bewertet wird und wie man sich dazu in Beziehung setzt. Der jeweilige Beobachter und Bewerter des Phänomens bestimmt also über seine „Eigenschaft".

Daraus folgt: Damit es für das Beratungssystem als Kompetenz wirken kann, sollte jedes Phänomen, welches von den KlientInnen angeboten wird, sollten aber auch eigene Beiträge, eigenes Erleben der TherapeutInnen und BeraterInnen jeweils so beschrieben, bewertet und es soll damit so umgegangen werden, dass dies alles als Kompetenz für Bedürfnisse behandelt werden kann, die für die Zielverwirklichung zu berücksichtigen sind und genutzt werden sollten. Dies wird im Erickson'schen Konzept „Utilisation" genannt (Erickson 1964a; Erickson a. Rossi 1979). Wenn z. B. jemand immer wieder jedes Angebot mit „Ja, aber ...", großen Zweifeln etc. beantwortet, sollte dies behandelt werden als deutliches, kompetentes Verhalten im Dienste von Sicherheitsbedürfnissen des Betreffenden und als Fähigkeit, kritisch zu prüfen und nur anzunehmen, was auch ganz sicher für die Person passt. Die TherapeutInnen und BeraterInnen tragen so dazu bei, eine neue Realität zu erzeugen (wenn ihre Angebote für die Adressaten plausibel erscheinen), welche Kompetenzperspektiven ermöglicht. Diese Fähigkeit sollte dann nicht verändert, sondern genutzt werden als klarer Hinweis darauf, unter welchen Bedingungen jemand kooperieren würde, nämlich wahrscheinlich nur, wenn er viel autonomen Raum für kritische Prüfung und Abgrenzung gegen Angebote der TherapeutInnen und BeraterInnen bekommt.

Der Aspekt „Utilisation" hat viele Fassetten. Auch die therapeutische Nutzung positiver Lebenserfahrungen der PatientInnen wird z. B. als „Utilisation von Ressourcen" bezeichnet (Erickson a. Rossi 1979). Eine Variation davon ist z. B. das Fragen nach bisherigen hilfreichen Erfahrungen (dabei geht es um gewünschte Ausnahmen vom Problem). Sie enthalten wichtige zieldienliche Informationen. Berichten KlientInnen dann über solche Erfahrungen (man findet sie immer), können sie genutzt werden als Hilfe für die nächsten Schritte zum Ziel. Oder: Wenn jemand eine Verschlechterung erlebt oder das, was traditionell „Rückfall" genannt wurde, sollte die Frustration darüber zunächst mit

Empathie begleitet werden, dann aber auch erfragt werden, in welcher Weise dies eine kluge Information aus dem intuitiven Wissensbereich sein könnte darüber, was noch fehlt für eine stimmige Lösungsentwicklung, oder darüber, dass die Entwicklung vielleicht noch zu schnell ging (nicht nur für die KlientInnen selbst, sondern auch für andere im System). Praktisch kann mit dieser Haltung jedes in der Kooperation auftauchende Phänomen konstruktiv genutzt werden, auch Erlebnismuster der TherapeutInnen und BeraterInnen. Steigt in ihnen z. B. plötzlich ein Gefühl des Ärgers, der Wut oder Angst auf, können daraus Fragen danach abgeleitet werden, wem im System der KlientInnen dies genauso gehe und welche wertvollen Bedürfnisse sich damit melden (die Emotionen zeigen immer Bedürfnisse an). Dafür können Prinzipien der „gewaltfreien Kommunikation" (Rosenberg 2001) nützlich sein. Die Empfindungen, Einfälle und Gefühle der TherapeutInnen und BeraterInnen können so als Chancen für die Optimierung der Kooperation utilisiert werden (für Detaillierteres siehe Schmidt 2004). Das Beratungssystem kann in dem hier beschriebenen Sinn niemals optimiert werden, wenn nicht auch die Bedürfnisse der TherapeutInnen und BeraterInnen umfassend berücksichtigt werden, denn sonst können diese nicht ihre hilfreichsten Kompetenzmuster aktivieren und können dann nur suboptimale Dienstleistungen erbringen. Einer der Merksätze, die seit mehr als 20 Jahren deshalb in meinem *Milton-Erickson-Institut* aushängen, lautet: „Wenn es den TherapeutInnen und BeraterInnen in ihrer Arbeit mit KlientInnen nicht ausgesprochen gut geht, kann etwas nicht stimmen." Ich nenne das „altruistischen Egoismus", denn das eigene Wohlergehen hat dabei sehr altruistisch positive Auswirkungen im Sinne der Verbesserung der Angebote für die KlientInnen (ebd.).

8.1.5 Optimale Beobachterpositionen und das Beratungssystem als rituelles System der Kraftentfaltung

Wie gezeigt wurde, können Probleme verstanden werden als Zeichen einer (selbsthypnotisch induzierten) Problemtrance. Die Problemerlebnisprozesse gehen mit einer Einengung der Wahrnehmungsmöglichkeiten einher. Damit erleidet man nicht nur ein Problem, man dissoziiert auch viele Kompetenzen, die man für seine Lösung gut gebrauchen könnte. Dies wieder führt dazu, dass man so fast nur Zugang findet zu problemstabilisierenden Zielvorstellungen, Lösungsideen und Lösungsstrategien. Dies läuft schneller als bewusst wahrnehmbar ab. Kein Klient will dies, es geschieht quasi gegen seinen bewussten Willen. Während des Leiderlebens wird man auf fast allen Ebenen der Wahrnehmung zu jemand anderem als dann, wenn es einem besser geht. Da sich während leidvoller Phasen auch der Hormonhaushalt verändert (z. B. erhöht sich der Cortisolspiegel für lange Zeit), werden die Gedanken eingeengter, starrer, redundanter, fokussieren mehr und mehr auf Negatives (Ciompi 1982; Hüther 1999, 2000, 2004; Grawe 2004).

So gehen Menschen, unter dem Eindruck eines Problemerlebens, auch das Ereignis „Therapie und Beratung" aus der Problemtrance heraus an. Auch ihre Schilderungen des Problems, ihre Zielvorstellungen und ihre Ideen für mögliche Schritte entspringen der Problemtrance und können deshalb leicht wieder ins Problem zurückführen.

Die TherapeutInnen und BeraterInnen sollten deshalb systematisch von Beginn an viele Fragen stellen und auch direkte Angebote machen, welche die Begegnung mit ihnen zu einem Kontext der erlebbaren Wertschätzung, Sicherheit und Kraft machen, in der alle Reaktionen der KlientInnen als kompetente Beiträge behandelt werden, die wichtige Informationen über ihre berechtigten Bedürfnisse enthalten. Je mehr so fokussiert wird, desto mehr können die KlientInnen wieder eine Perspektive entwickeln, die ihnen Zugang zu hilfreichen Ideen ermöglicht.

Deshalb sollte ihnen schnell transparent erläutert werden, dass, wenn sie z. B. über ihre Probleme reden würden, sie dabei nicht einfach nur erzählen, sondern dies unausweichlich aus einer bestimmten Wahrnehmungsposition heraus tun würden, die aber wieder das Problemerleben verstärken könnte. Man sollte sie einladen, darauf zu achten, was sie brauchen könnten, um überhaupt eine sichere Beobachterperspektive aufbauen zu können, aus der heraus sie geschützt, sicher, mit Kraft über ihre Probleme reden können. Es sollten also viele fokussierende Fragen, Einladungen etc. angeboten werden in Richtung dieses Erlebens, z. B.: „Ich frage mich, was Sie im Moment gebrauchen könnten, um wieder mehr Kraft zu spüren, um diese schwierigen Themen einmal mit etwas Abstand, mit etwas Schutz und Zuversicht anzugehen." Oder: „Wie müssten wir denn darüber reden, damit Sie wieder merken können, dass Ihnen dabei quasi der Rücken so gestärkt wird, dass Sie sich überhaupt wieder spürbar vorstellen könnten, etwas Hilfreiches in Gang setzen zu können ...?" Oder: „Wie nahe an sich dran erleben Sie denn gerade das Problem, wenn Sie sich so bedrängt davon fühlen; und wohin in Ihrer Wahrnehmung, sozusagen wohin im Raum [Dissoziationstechnik] müssten Sie es schieben, stellen etc., damit Sie es ruhig und mit Kraft und Flexibilität anschauen könnten? Welche Ideen würden Ihnen denn dann eher kommen?"

Als besonders effektiv erweist es sich, den KlientInnen anzubieten, die leidvollen Prozesse als das Erleben einer „Seite" von ihnen anzubieten. Dies wird ihnen meist augenblicklich plausibel, da sie fast immer das erlebte Leid sofort innerlich kommentieren, meist mit Ärger, Wut, Verzweiflung und Selbstbeschimpfungen. Auch diese Prozesse werden als Ausdruck einer (allerdings anderen) Seite definiert, sodass beschrieben werden kann, dass eine Seite leidet oder das Leid macht, eine andere aber gerade dies bekämpft. Die Beschreibung von Seiten führt sofort zu einer befreienden Dissoziation, die leidvollen Prozesse werden in entlastender Weise als weiter weg vom „Ich" erlebt, die Identifikation mit dem Leidvollen wird drastisch reduziert, wodurch das erlebte Leid intensiv verringert werden kann. Ich habe solche Dissoziationsmodelle aus der Hypnotherapie abgeleitet (Schmidt 1993; Stierlin 1994). Inzwischen gibt es diverse ähnliche Modelle (Schulz von Thun 1999; Schwartz 1997).

Fragen dieser Art sollten den KlientInnen transparent erläutert werden, denn sie sind ihnen zunächst oft nicht verständlich. Damit eine gleichrangige Kooperation mit hoher Motivation entstehen kann, müssen aber alle Angebote plausibel gemacht werden, sonst ergeben sie für die KlientInnen keinen Sinn, dies würde demotivierend wirken und außerdem ihre autonome Kompetenzentfaltung behindern, denn wenn ich gar nicht weiß, was ich mit den Angeboten machen kann, kann ich sie nicht sinnvoll anwenden. Die TherapeutInnen und BeraterInnen sollten deshalb alle ihre Angebote immer auch erläutern. Ich nenne das „Produktinformationen" für die KlientInnen. So kann jedes Angebot quasi rituell als Akt der gleichrangigen Würdigung genutzt werden und sofort auch wieder mit Feedback schaffenden Fragen danach verknüpft werden, wie diese Angebote auf die KlientInnen und insbesondere auch auf ihre intuitiven Reaktionsmuster wirken (wie in 8.1 beschrieben). Wie ich anderenorts (Schmidt 2004) ausführlich beschrieben habe, kann so die gesamte Zusammenarbeit zu einer Kultur gleichrangiger

Wertschätzung gestaltet werden, welche die KlientInnen als kompetente KooperationspartnerInnen und quasi KollegInnen achtungsvoll in jeden Schritt einbezieht und ihre Autonomie stärkt. Dann wird nichts mehr mit ihnen gemacht, sondern sie machen autonom aus den Angeboten, was ihnen am stimmigsten erscheint. Dieses Vorgehen allerdings unterscheidet sich deutlich von der Tradition der indirekten Erickson'schen Vorgehensweise, der strategischen und auch der ursprünglichen systemischen Ansätze, auch von der Position der Lösungsfokussierung von de Shazer (persönliche Mitteilungen 1995, 2000). In allen diesen Konzepten wird eher stark intransparent gearbeitet, Erläuterungen werden sogar gezielt vermieden, in der Erickson'schen Tradition wird sogar davon ausgegangen, dass Transparenz nur störende Aktivitäten der bewussten Seite des Wahrnehmens bewirken könnte und diese deshalb eher abgelenkt oder verwirrt werden sollte. Diese Auffassung teile ich überhaupt nicht mehr. Ein wichtiges Element in Erlebnismustern, die mit Leid einhergehen, ist ja gerade, dass jemand den Eindruck hat, gegen seinen Willen geschehe ihm etwas, werde etwas mit ihm gemacht (von inneren oder äußeren Kräften). Wahlfreiheit zu haben und das Gefühl, selbst steuern zu können und Sinn gebende Erklärungen und Orientierung aufbauen zu können, sind entscheidende Elemente eines Lösungsmusters (auch im Sinne des Kohärenzgefühls der Salutogenese, Antonovsky 1993). Die Beiträge der TherapeutInnen und BeraterInnen sollten dem konsequent und kontinuierlich Rechnung tragen.

Mit diesem Vorgehen werden die KlientInnen von Anfang an unterstützt dabei, einen Erlebnisprozess mit mehr Kompetenzzugang aufzubauen, aus dem heraus sie sich viel erfolgreicher und dabei geschützter mit ihren Problemen beschäftigen können.

Auch im Bereich der Traumatherapie wurde diese Strategie inzwischen übernommen und wird dort als zentrale Basisintervention angesehen (z. B. Reddemann 2002, 2004). Ein zentraler Aspekt davon ist es, dass bei traumatisierten KlientInnen keine Beschäftigung mit der Vergangenheit begonnen wird, bevor sie nicht wirksam eine sichere BeobachterInnenposition aufbauen konnten, aus der heraus dies dann angegangen wird. In der Art, wie ich z. B. die Arbeit mit Systemskulpturen, Systemchoreographien und so genannten Systemaufstellungen gestalte und in Weiterbildungen empfehle, können auch diese in ihrer

Wirksamkeit deutlich verbessert werden, wenn die Personen, für die etwa eine solche Skulptur dargestellt wird, ebenfalls zunächst für den Prozess der Beobachtung der Skulptur die für sie optimale Beobachterposition aufsuchen (Weber, Schmidt u. Simon 2005).

Der noch immer weit verbreitete Mythos in Beratung und Therapie, dass KlientInnen einfach genügend Leidensdruck bräuchten, damit sie zu Veränderungen kommen, stellt aus meiner Sicht eine der dümmlichsten Fossilien der Therapiegeschichte dar. Zwar kann es sein, dass man mit erhöhtem Leidensdruck eine stärkere Bereitschaft zur Veränderung entwickelt. Die erlebte Fähigkeit zur Veränderung wird dabei aber immer geringer, da man ja sich als immer schwächer, enger, unfähiger erlebt, je mehr der Leidensdruck steigt. Die erlebte Fähigkeit und gerade dadurch auch fast immer die Motivation für Veränderung werden wesentlich stärker und konstruktiver, wenn man sich voller Kraft, Zuversicht, Neugier erfährt. Wie gerade die Flowforschung zeigt, erlahmt dann keineswegs der Wunsch nach Entwicklung. Ganz im Gegenteil verstärken sich gerade dann die Motivation für neue Herausforderungen und die Bereitschaft zu veränderndem Verhalten, wenn man sich in einem erfüllenden, mit Kompetenzerleben einhergehenden Erlebnisprozess bewegt (Csikszentmihalyi 1996).

Diese Überlegungen weisen auch darauf hin, dass wichtige Annahmen der systemischen Konzeption ergänzt werden sollten. Dort wird ja davon ausgegangen, dass Veränderungen eines Problemmusters nur dann entstehen, wenn das gerade wirksame Muster aktiv destabilisiert wird. „In der Selbstorganisationstheorie wird Störung nicht mehr nur als unerwünschte Irritation bestehender Ordnung aufgefasst, sondern als notwendige Voraussetzung für das Entstehen neuer Ordnungen. Die Selbstorganisationstheorie belegt, dass komplexe Ordnungsbildung in der Natur an Phasen von Instabilität gebunden ist" (Kruse 2004, S. 53). Und weiter: „In selbstorganisierten Systemen sind Musterwechsel mit der Destabilisierung bestehender Zustände und mit Leistungseinbrüchen verbunden" (ebd., S. 56).

Über solche Annahmen besteht weitgehender Konsens bei Systemikern. Verstörung (oder Perturbation) gilt als unabdingbar, verbunden aber eben meist auch mit der Annahme, dass dann ein System a) nicht an Leistungseinbrüchen vorbeikommt und b) sich das System aber dann schon irgendwie günstig hilfreich selbst reorganisieren würde (abgeleitet aus der Autopoiesekonzeption).

Diese Annahmen erscheinen doch fragwürdig aus der hier vertretenen Sicht der Kompetenzfokussierung. Zum einen ist es überhaupt nicht sicher, dass sich ein System konstruktiv nach Verstörungen selbst reorganisiert. Denn wenn ein System verstört ist, erlebt es Verlust an Orientierung und Sicherheit. Dies mündet meist ein in Angst, Stress und Konfusion. Dann aber wieder steigt der Bedarf nach Sicherheit, die man schnell zu erreichen versucht durch die unwillkürliche Wahl von Lösungsstrategien, die einem am meisten vertraut sind. Jedoch werden dann die Lösungsstrategien abgerufen, die schon bisher am meisten mit dem Erleben von Angst und Stress verbunden waren. Und dies sind so gut wie immer solche aus undifferenzierteren, inkompetenteren Zeiten, die also Lösungsversuche mit sich bringen, die das System auf ungünstigerem Niveau reorganisieren. Viele Beispiele auch aus politischen Kontexten (Weimarer Republik, Jugoslawien, Irak, Ruanda/Burundi) belegen dies auf tragische Weise.

Zum anderen aber zeigt sich, dass Leistungseinbrüche nicht zwingend sind, wenn das System, schon bevor die Verstörungen angegangen werden, als Basis der Veränderungsprozesse zunächst intensiv durch Interventionen, wie sie hier in diesem Buch beschrieben werden, eingestimmt wird auf Kraft, Sicherheit, Flexibilität, Selbstvertrauen, Selbstsicherheit und auf alle bisher schon im Erlebnisrepertoire gespeicherten Kompetenzerfahrungen im Umgang mit Instabilitäten. Wenn der Zugang zu solchen Ressourcen aktiviert ist, wird die Gefahr von Leistungseinbrüchen minimiert oder sogar ganz vermieden. Ich habe in meiner Therapie- und Beratungstätigkeit auch durchaus schon oft erlebt, dass dann die Leistungsfähigkeit sogar sich von Anfang der Veränderungen an verbesserte. Dann entsteht auch kaum Widerstand gegen die Veränderung, sie wird ja als Gewinn erlebt. Man sollte dann aber auch nicht allgemein von erzeugter „Instabilität“ reden, sondern von einer stärkenden, flexiblen Stabilität in der Instabilität der bisherigen Muster.

8.2 Typische Phasen eines hypnosystemischen Therapie- und Beratungsprozesses

Hypnosystemisches Arbeiten wird nicht nur durch die Anwendung spezifischer Interventionstechniken effektiv. Entscheidend ist auch eine entsprechende Grundhaltung dabei. Nachdem wir uns in 8.1 mit dieser beschäftigt haben, kann nun der Gesamtablauf eines Therapie- und Beratungsprozesses idealtypisch als Prozess mit diversen Phasen beschrieben werden.

Für die Ordnung der enormen Flut von Informationen, die BeraterInnen im Laufe der Kooperation mit dem Klientensystem erhalten, und ebenso für die Planung von Interventionen, gemeinsam mit den KlientInnen, erweist es sich als sehr hilfreich, zu fragen: „In welcher Phase der Beratung bewegen wir uns gerade? Welche Interventionen wären dafür optimales Pacing und liefern dabei auch zieldienliche Neuinformationen?“

8.2.1 Phase der Klärung des Kontexts, der zur Idee der Beratung führte

Wie in 8.1.1 gezeigt, werden Interventionen für das Heimatsystem der KlientInnen umso mehr wirksam, je konstruktiver das Beratungssystem aufgebaut werden kann.

Da die Idee „Beratung“ ein Lösungsversuch (neben vielen denkbaren anderen) ist, kommt es sehr darauf an, wer diese Idee entwickelt hat, wie dieser Idee Bedeutung verliehen wird, welche Erklärungen über die Problemzusammenhänge abgegeben wurden, mit welchen Vorstellungen davon, wer etwas für die gewünschte Lösung tun sollte usw. Je nachdem, wie dies alles sich darstellt, bekommt die Beratung eine entsprechende Bedeutung bei den Beteiligten (z. B. Unterwerfungsritual, Schuldgeständnistribunal etc., aber vielleicht auch „würdigende Begegnung gleichrangiger, kompetenter Kontraktpartner, bei der alle gewinnen können“?). Die Dynamik, die zur Idee „Beratung“ führte, kann als sehr wirksame „Rahmensuggestion“ dafür wirken, was dieses Ereignis bedeutet und welche Auswirkungen auf Rang, Anerkennung von bisherigen Beiträgen etc. es haben kann. Dementsprechend werden dann alle Beiträge der TherapeutInnen und BeraterInnen interpretiert, unabhängig davon, was diese sich selbst dabei gedacht haben. Wenn z. B. jemand körperliche Beschwerden erleidet, nach vielen Versuchen organmedizinischer Untersuchung dann mitgeteilt bekommt (so hören es offensichtlich viele KlientInnen), er habe „gar nichts Richtiges", bei ihm sei es „nur psychosomatisch", aber dafür werde man ihn nun zum Psychotherapeuten überweisen, wirkt dies beim Empfänger der Botschaft oft wie eine massive Abwertung und so, als ob er geistig gestört sei. Der Betroffene geht aber meist selbst in seiner subjektiven Krankheitstheorie davon aus, dass er ein körperliches Leiden habe, Psychotherapie hat für ihn keinen Sinn und wird von ihm auch noch als Erniedrigung erlebt. Dann werden alle noch so gut gemeinten Interventionen der TherapeutInnen ebenfalls zur Bedrohung, der Klient kooperiert nicht. Meist wird diese dann wieder als Zeichen einer noch erheblicheren Störung interpretiert, und er fühlt sich noch weiter abgewertet.

Wichtig ist bei allen Klärungsversuchen ein würdigendes Pacing. Die Erwartungen und Definitionen der Ideenstifter, Auftragsvermittler, aber auch die Meinungen der direkt an der Beratung Beteiligten sollten geklärt werden. Es sollten weiter Unterschiede in ihren Positionen und deren unterschiedliche Auswirkungen auf die KlientInnen und auch auf Möglichkeiten der Kooperation herausgearbeitet werden. Sehr wichtig ist dabei, auch mögliche Auswirkungen herauszuarbeiten, die sich ergeben würden, wenn die Beratung stattfinden würde, z. B. auf Beziehungen im Heimatsystem, a) wenn es erfolgreiche Beratung würde, b) wenn die Beratung nicht das Gewünschte bringen würde. Wenn z. B. jemand im Verlauf von Konflikten in seinem Heimatsystem gesagt bekommen hatte, er sei das Problem und brauche Therapie, er selbst aber dies gerade andersherum sah, kann ein möglicher Veränderungserfolg im Therapie- oder Beratungsprozess für ihn zur Zwickmühle werden, denn der Erfolg könnte die bestätigen, die ihn aus seiner Sicht diffamiert hatten. Denn er hat dann ja etwas verändert, die Argumentation folgt dann oft schnell, dass dies ja zeigt, dass „er es nötig hatte".

Weitere wichtige Fragen können hier sein z. B.: „Wie wirken die Therapie und Beratung auf den Umgang der Beteiligten mit den definierten Problemen, werden sie dadurch sogar eventuell verschlimmert? Was bräuchten die KlientInnen, um unter den spezifischen Umständen ihrer Zuweisung mit Würde und in Sicherheit mitarbeiten zu können?

Welche Auswirkungen ergeben sich aus der beschriebenen Dynamik auf die Beziehung zu BeraterInnen und auf Erwartungen an sie?" Usw.

Auch diese Phase weist wieder auf die zentrale Bedeutung eines optimalen Aufbaus des Beratungssystems hin (siehe 8.1.1). Seine sorgfältige Gestaltung ist eine Aufgabe, die sich nicht nur am Beginn der Kooperation, sondern über ihren gesamten Ablauf hin stellt.

8.2.2 Phase der Auftragsklärung und der Entwicklung von imaginationsfähigen Zielvisionen

Aus Erickson'scher Sicht ist die differenzierte Entwicklung von Zielbeschreibungen und mit ihnen verbundenen Visionen eine für den Erfolg der Kooperation entscheidende Aufgabe. Da alles Erleben ja Ergebnis von Aufmerksamkeitsfokussierung ist, können die gewünschten Ziele umso eher und wirksamer erreicht werden, je differenzierter in Details des Erlebens sie beschrieben werden können. Denn dann sind sie fokussierbar und imaginierbar, und dies wieder macht sie erst realisierbar. Damit eine Zielbeschreibung erfolgswirksam sein kann, muss sie aber unbedingt bestimmten Kriterien folgen: Es muss dabei immer beschrieben werden, was sinnlich konkret im Zielerleben *da* ist (nicht, was dann weg ist), was dann *beginnt* (nicht, was dann aufhört) und wie dies internal und interaktionell festgestellt werden kann. Würde man die Ziele so beschreiben, dass mehr dabei ausgemalt wird, was weg ist, würde dies zu einer geradezu das Problemerleben verstärkenden Fokussierung beitragen. Prüfen Sie doch bitte einmal, was es bewirkt, wenn Sie z. B. ein Ziel so beschreiben, a): *„Ich möchte gerne, dass diese unangenehmen, schmerzhaften Verspannungen endlich weg sind, dass es endlich aufhört mit diesem schmerzhaften Druck und ich nicht mehr eingeengt atme ...*" Und b): *„Es wäre sehr schön, wenn sich jetzt bald wieder meine Schultern wohltuend lockern würden, wenn angenehm erfrischende Energie durch meinen Körper strömen würde und ich eine gewisse Leichtigkeit erleben könnte, womöglich verbunden mit einigen erholsam tiefen Atemzügen ...*"

Dies klingt einfach, für viele KlientInnen erweist sich das aber als äußerst schwierig. Denn wenn z. B. jemand sehr unter etwas leidet, ist er dabei so von dem unangenehmen Erleben absorbiert, dass er das nur noch weg haben will, dass es aufhören soll – so sehr, dass kaum noch andere Gedanken zugänglich erscheinen. Die Zielbeschreibung ist deshalb nicht nur eine Abklärung dafür, dass man dann mit der Arbeit anfangen kann, sie ist eine zentrale Phase der Interventionen.

Die Zielklärung wird so zur Imagination des Zielerlebens.

Wie wichtig Zielfokussierung ist – gerade in Zeiten der Instabilität, und die angestrebte Veränderung in Therapie und Beratung bewirkt solche, zumindest vorübergehend – lässt sich auch so ausdrücken: In Phasen solcher Instabilität „bleibt nur die Entwicklung von Visionen, das Vertrauen auf Intuition, die Sensibilisierung für die Wahrnehmung aktueller Gegebenheiten und das bewegliche Sicheinlassen auf jede noch so kleine Veränderung. Der Kurs entsteht also aus der schrittweisen, wechselseitig aufeinander bezogenen Abstimmung von Zielvorstellungen und vorgefundenen Bedingungen. Das Handeln ist Ergebnis einer spontanen, eigendynamischen Ordnungsbildung" (Kruse 2004, S. 49).

Typische Fragen hier können sein z. B.: „Woran würden Sie (oder werden Sie …) merken, dass die gewünschte Entwicklung endlich geschehen ist, für welche Sie hierher kommen? Und woran werden es andere merken, und wie werden sie dann reagieren? Was löst das dann wieder bei Ihnen aus, sodass Sie sagen können, auch dies ist Teil des Gewünschten?" Solche Fragen, wie auch die dem entsprechende „Wunderfrage" (de Shazer 1990), sind direkt abgeleitet aus der Technik der „Pseudoorientierung in der Zeit" von Milton Erickson (1954).

Manchmal reicht es sogar aus, nach differenzierter Zielklärung die KlientInnen einzuladen, in ihrem Alltag immer wieder genau dieses gerade entwickelte Wunscherleben zu reaktivieren oder zu beobachten, wann es spontan, unwillkürlich auftritt.

Fokussieren die KlientInnen ihre Aufmerksamkeit auf diese Prozesse, realisieren sie genau diese dann oft schon als wirksam, sodass die Zielklärung bereits zum gewünschten Erfolg führte.

Sehr vorteilhaft wirken die beschriebenen Prozesse der Zielentwicklung auch deshalb, weil sie meist schon unmittelbar erlebbar machen, dass etwas vom Gewünschten zugänglich ist, dass also etwas in die gewünschte Richtung veränderbar ist. Da viele KlientInnen aber nach langen leidvollen Erfahrungen unterschwellig oder explizit eher glauben, dass ihre Probleme nicht veränderbar sind, bewirken die zieldienlichen Erfahrungen, die schon durch die Zielvisionsfragen aktiviert werden können, oft sofort Hoffnung, Zuversicht und damit auch mehr Kraft und Motivation bei ihnen.

Damit die Zielklärung spezifisch auf die Sichtweisen und Erlebnisprozesse der KlientInnen abgestimmt und ein gutes Pacing gewährleistet werden können, muss nun noch berücksichtigt werden, wie die KlientInnen ihre Probleme und Anliegen konstruieren. Dafür hat de Shazer vorgeschlagen, ihre Auftragserwartungen in drei Kategorien zu unterscheiden, eine vierte wurde von mir hinzugefügt:

8.2.2.1 Kunden-Interaktionsangebote

Damit werden Situationen bezeichnet, in denen sich KlientInnen selbst als aktiver, selbstverantwortlicher Teil des Problemmusters definieren, vor allem aber solche Situationen, in denen sie sich als aktiver, selbst *gestaltungsfähiger* Teil des Lösungsmusters definieren. Für Kundendefinitionen passt es, wenn wir in der Beratung sowohl im Interview als auch in Interventionsangeboten darauf fokussieren, was die KlientInnen selbst als nächste Schritte für eine praktizierte Lösung tun können. Dies stärkt und achtet sie in ihrer erlebten Eigenkompetenz.

8.2.2.2 Sichbeklagende Angebote

Diese Kategorie beschreibt die Situation, in der sich jemand zwar einem Problem ausgesetzt sieht, dies aber als *fremd gemacht* erleben (Opferposition) und dementsprechend auch die Gestaltung der gewünschten Lösung *anderen* zuweist. Grundsätzlich wäre es hier ein hilfreiches Pacing, diese Fremddefinition zu akzeptieren, dann aber sofort Bezug herzustellen zu dem, was dies für die Kooperation mit dem Klienten konkret in der Beratungszusammenarbeit heißt. Denn: Die „Lösungsmacher“ werden in solchen Fällen ja „draußen“ angesiedelt, die TherapeutInnen und BeraterInnen bekommen also hier immer Aufträge i. S. v.: „Ändere du für mich andere, die ich schon lange zu ändern versuchte, aber ohne genügenden Erfolg …“

Einerseits muss also die Fremddefinition akzeptiert werden, und andererseits muss entwickelt werden, was man dann noch zusammen selbst erarbeiten kann. Hier bewährt es sich, die Zielentwicklung darauf zu fokussieren, was der für die KlientInnen optimale Umgang mit den bleibenden Außenproblemen wäre; wir konzentrieren uns also dann auf den Spielraum, der zur Eigengestaltung bleibt, wenn das „eigentliche" Problem direkt durch die Beratung nicht gelöst werden kann, da die TherapeutInnen und BeraterInnen keinen Auftrag dafür von den definierten „Problemmachern" haben. Hilfreich kann es auch sein, zunächst zu prüfen, ob es als konstruktiv, zieldienlich und machbar erscheint, sich von den definierten „Problemmachern" doch noch einen Auftrag oder eine Bereitschaft zur Kooperation zu holen, der oder die kompatibel ist mit dem Auftrag oder der Bereitschaft der direkten KlientInnen.

Die unerwünschten, meist als sehr leidvoll erlebten Außenfaktoren (z. B. das belastende Verhalten von PartnerInnen, KollegInnen, ChefInnen, die belastende Lebenssituation etc.) sollten dann als schwere *Restriktion* definiert werden. Bei Restriktionen kann die angestrebte eigene Gestaltungsfähigkeit nicht in der Möglichkeit liegen, das Unerwünschte direkt verändern zu können. Dies versuchen aber die meisten KlientInnen oft verzweifelt, scheitern mit diesen Lösungsversuchen und schließen daraus, sie hätten gar keine eigenen Gestaltungsmöglichkeiten. Dies führt dann oft zu Resignation, Selbstabwertung, Minderwertigkeits- und Insuffizienzerleben.

> Bei Restriktionskontexten kann aber sehr wohl eigene Gestaltungsfähigkeit entwickelt werden, sie liegt aber mehr *im optimalen Umgang* mit den leidvollen Restriktionen und darin, durch eigenes Gestalten die Wahrscheinlichkeit für gewünschte Aktionen und Reaktionen derer maximal zu erhöhen, die man als „Problemmacher" erlebt (man kann diese nicht zum Gewünschten bringen, eigene Beiträge können höchstens motivierend wirken, die autonome Wahl liegt weiter bei den anderen).

Ist es nicht möglich, sich konstruktive Kooperationsaufträge von den „Problemmachern" selbst zu holen, sollten TherapeutInnen und BeraterInnen deutlich darauf aufmerksam machen, dass sie den Erstauftrag letztlich nicht erfüllen können, und zwar nicht aufgrund von Inkompetenz, sondern weil dies eine Art „Fernheilung" (Mission impossible) erfordern würde. Dann wäre zu erfragen, ob die KlientInnen unter diesen Umständen überhaupt an einem „Auftrag zweiter Wahl" interessiert wären. Sind sie dazu bereit, sollte dies als differenzierte, flexible Haltung anerkannt werden, denn ihr eigentliches Interesse war (und bleibt vermutlich) ja die Änderung der anderen. So gesehen, ist jede noch so kompetente eigene Veränderung für sie nur eine zweitbeste Lösung. Jeder eigene Gestaltungsschritt sollte sehr anerkannt werden als souveräne, autonome Leistung unter schweren und ungünstigen Bedingungen, denn er entspringt nicht den Hauptwünschen der KlientInnen. Eventuelle Zweifel, Ambivalenzen und Unwilligkeiten hinsichtlich der Kooperation in der Beratung können dann auch endlich gewürdigt werden als verstehbare und angemessene Reaktionen darauf, dass die Ersterwartungen letztlich durch die Beratung nicht erfüllbar sind.

8.2.2.3 Besucher-Angebote

Damit sollen Situationen beschrieben werden, in denen KlientInnen selbst bei sich oder für sich eigentlich gar kein Problem sehen und kein Anliegen äußern. Im Beratungsprozess kommt dies nicht selten dann vor, wenn jemand anders ihnen Probleme zuschreibt und/oder ihnen empfiehlt, rät (oder befiehlt), die Beratung aus welchen Gründen auch immer in Anspruch zu nehmen (oft z. B. auch bei Teamentwicklungsmaßnahmen).

Unter solchen Kontextbedingungen stellt der Beratungsprozess an sich zunächst für die potenziellen KlientInnen ein zentrales Problem dar, bis dahin, dass er die Bedeutung eines Unterwerfungsrituals annimmt, welchem sie sich nur deshalb aussetzen, weil sie sich als abhängig von den Zuweisern erleben.

Unmittelbar von sich aus „Ja“ sagen könnten sie deshalb eher dazu, die so genannte Beratung gar nicht stattfinden zu lassen. Da sie aber von den Zuweisern meist dann Sanktionen befürchten würden, wäre diese sofortige Beendigung der Beratung letztlich keine stimmige Lösung für sie. TherapeutInnen und BeraterInnen sollten zunächst unbedingt die Selbstdefinitionen der potenziellen KlientInnen („Habe kein Problem …“) akzeptieren und ihnen anbieten, die Beratung eher dafür zu nutzen, dass sie für sich zufrieden stellend mit ihren Zuweisern umgehen können. Denn im Grunde haben sie aus eigener Sicht höchstens das Problem, dass ihnen jemand Probleme zuschreibt. Ihre Lösungsvorstellung bezüglich dieses Problems ist meist die, dass die Problemzuschreiber sie wieder in Ruhe lassen und aufhören sollten, sie mit Problemzuschreibungen zu „traktieren“. Zielraum für sie ist also meist, die Zuschreiber so zufrieden zu stellen, dass sie, die KlientInnen, dabei ihre Würde und ihre eigenen Vorstellungen wahren können. Akzeptiert man dies, können eine Beratung für sie sehr hilfreich und ihre Würde dabei gewahrt werden. Unbedingt erforderlich dafür ist aber, dass ihre Definitionen akzeptiert werden und die TherapeutInnen und BeraterInnen vermeiden, ihnen eigenen Problemdefinitionen aufzudrängen.

8.2.2.4 Ko-Berater-Angebote

Ich bezeichne damit Situationen, in denen sich jemand präsentiert als Experte dafür, wie die von ihm definierten „Problemmacher" zu behandeln sind, damit sie endlich die gewünschten Lösungen herbeiführen. Häufig versuchen TherapeutInnen und BeraterInnen, solche Anbieter dazu zu bringen einzusehen, dass sie selbst irgendwie aktiv Teil des Problems sind und endlich beginnen sollten, den eigenen Beitrag zu hinterfragen – und/oder die TherapeutInnen und BeraterInnen erleben sich durch die Definitionen der Anbieter in ihrer Expertenrolle als so hinterfragt, dass sie Profilierungsversuche und Führungsversuche starten, um ihre Position zu behaupten. Dies ist verstehbar, meist aber für eine konstruktive Beratung nicht zieldienlich.

Zieldienlicher wirkt sich meist aus, auch diese Angebote zu akzeptieren und sie dann zu nutzen. Denn: In ihnen könnte viel Know-how versteckt sein bezüglich zieldienlicher und problemstabilisierender Lösungsversuche, welche bisher schon gelaufen sind. Auf dieses Know-how kann man gut zurückgreifen. Der so genannte Ko-Berater hat ja meist schon x-mal versucht, auf seine Art das Problem zu lösen, offensichtlich ohne ausreichenden Erfolg. In Kooperation mit ihm kann dann abgeklärt werden, wie seiner Ansicht nach ähnliche Lösungsversuche dieses Mal effektiver gestaltet werden könnten oder ob dies gerade nicht zu erwarten ist (dies ist wahrscheinlicher), sodass man zu anderen Lösungsversuchen übergehen könnte.

Die Ko-Berater-Position selbst sollte dabei auch als ein Lösungsversuch definiert werden, der zusammen mit dem „Ko-Berater" daraufhin geprüft wird, ob er wirklich zieldienlich ist. Erweist er sich als wenig zieldienlich, kann unter Würdigung der Selbstdefinitionen des „Ko-Beraters" gemeinsam entwickelt werden, ob man dennoch bei der „Ko-Beratung" bleiben sollte oder ob man sie gemeinsam beenden und zu anderen Formen übergehen sollte.

8.2.3 Phase der Ausnahmen bzw. Fokussierung auf „Lösungserleben" bisher – Aufbau von Hoffnung und Selbstwert

Nach detaillierter Zielentwicklung sollte der Blick gemeinsam auch in die Vergangenheit gerichtet werden, aber nicht in die der Problemepisoden, sondern in die der Episoden, in denen schon einmal Ähnliches erlebt wurde, wie es in der Zielvision beschrieben wurde, oder in die sonstiger hilfreicher Episoden (am besten in der nahen Vergangenheit). Solche findet man praktisch immer, auch wenn sie bisher aus dem Erleben der Betroffenen dissoziiert waren. Sie bestätigen erlebbar die Sicht, dass die Kompetenzen schon im Erfahrungsrepertoire der KlientInnen vorhanden sind. Damit verändert sich der Charakter der Beratung sofort sehr deutlich. Dies sollte aber auch offiziell so herausgehoben werden, i. S. v.: „Die wichtigste Bedeutung der Beratung ist es, wieder den Kontakt zu den schon vorhandenen Ressourcen herzustellen." Damit wird die Beratung zum Kontext von Wertschätzung und Aufwertung und nicht (wie sonst oft) zum Ritual des Eingestehens i. S. v.: „Wir haben was falsch gemacht ..."

Man kann dabei z. B. dazu einladen, die bisherigen Erfahrungen daraufhin zu betrachten, was es bei ihnen an „Bewahrenswertem" gibt. Für die Suche nach solchen Lösungsepisoden eignen sich besonders gut Skalierungen, die für jede denkbare Frage genutzt werden können. Sie ermöglichen schnell und flexibel (d. h. relativ inhaltsfrei und dafür mehr prozessorientiert) die Entwicklung von Unterschieden (= Information über die Dynamik der Systemorganisation, insbesondere über die Möglichkeit von zieldienlichem Vorgehen). Dies fördert quasi automatisch eine optimistischere Perspektive („Gestaltung ist möglich ...").

Mit den gleichen Strategien wie bei der Zielentwicklung können die Erlebnisprozesse, welche mit den hilfreichen Episoden einhergingen, detailliert beschrieben und dabei ebenfalls intensiv reaktiviert werden, sodass sie nicht mehr nur Vergangenheit sind, sondern erlebte Gegenwart werden. Auch dies macht für die KlientInnen überzeugend erlebbar, dass gewünschte Veränderung möglich ist. Das wirkt sich meist auch sehr positiv auf ihr Selbstbild aus, denn es macht ihnen wieder klar, dass sie viel mehr nutzbare Potenziale in sich tragen, als sie bisher von sich dachten. Solche Erfahrungen, die man praktisch in jeder Beratung und Therapie machen kann, wenn man nur konsequent darauf fokussiert, bestätigen deutlich unsere Potenzialhypothese.

Um passende Interventionen ableiten zu können aus der Betrachtung von Lösungsepisoden, sollte unterschieden werden:

a) *Ausnahmen/Lösungsepisoden werden erlebt mit* bewusst-kognitiver Wahrnehmung der hilfreichen Beiträge. In solchen Fällen sollte intensiv und detailliert darauf fokussiert werden, wer dabei was, wie, mit wem/ohne wen, wann, wie oft, wie intensiv, wo, wie lange etc. gemacht, gedacht, gefühlt etc. hat. Daraus können sofort eventuelle nächste Schritte („Mach mehr davon …" etc.) abgeleitet werden. Solche Schritte ergeben nur dann Sinn, wenn jemand schon bewussten, willkürlichen Zugang zu seinen entsprechenden Handlungsmöglichkeiten hat, sonst würde er sie nur als Überforderung ansehen und eventuell entmutigt werden.

b) *Die entsprechenden Situationen werden erlebt als* „Es kam, ich weiß nicht wie …" etc., d. h., die Kompetenz ist dissoziiert aus dem bewussten Erleben. Dies sollte behandelt werden als Information über die momentan vorherrschende Systemorganisation: dass die gewünschten Kompetenzen quasi auf der „Trance"-Ebene bereitliegen, also zwar grundsätzlich wirksam und verfügbar sind, aber nur auf der unwillkürlichen Ebene, mithin noch ohne bewussten, willkürlichen Zugang. Dementsprechend sollte eingeladen werden zum Rekonstruieren dieser unwillkürlichen Kompetenz, z. B. durch Angebote hypothetischer Fragen wie: „Was am ehesten könnten Sie dabei gedacht, gefühlt, sich gesagt haben, wie viel Spielraum könnten Sie sich dabei erlaubt haben …?" Etc.

Als Interventionen bewähren sich hier oft Beobachtungsexperimente. Die KlientInnen werden eingeladen, im Alltag einfach unverbindlich zu beobachten, ob und wann etwas vom Gewünschten auftritt. Dadurch wird ihre Aufmerksamkeit selektiv auf diese angestrebten Abläufe fokussiert, sie treten so mit höherer Wahrscheinlichkeit auf. Oder man lädt ein dazu, dass die KlientInnen Einschätzungen vornehmen dazu, ob und wann die gewünschten Entwicklungen einmal auftreten könnten. Auch dies fokussiert in ähnlicher Weise die Aufmerksamkeit.

So oft als irgend möglich sollte angestrebt werden, aus den Beratungssitzungen heraus Experimente für den Alltag abzuleiten. Da alles Lernen; Gedächtnis und Verhalten immer kontextbezogen sind, garantiert keine noch so intensive Sitzung den Transfer in den Alltag, der nach anderen Regelungen abläuft. Auch Rituale oder symbolische Interventionen (z. B.: ein Symbol mit sich tragen, das für eine bestimmte Kompetenzressource steht) können diesen Transfer nachhaltiger werden lassen, schon deshalb, weil so die Aufmerksamkeit auch im Alltag mehr auf die gewünschten Prozesse gelenkt bleibt.

Praktisch immer ist es vorzuziehen, sich auf die *Entwicklung nächster kleiner Schritte* (der nächsten „Grundressourcen") zu konzentrieren. Dadurch wird gewährleistet, dass die Beteiligten schneller wieder ein hilfreiches Erleben von Kompetenz entwickeln; denn Kompetenz ist nicht statisch, sondern wird immer erfahren, wenn die gestellten Aufgaben mit den gerade subjektiv erlebten Fähigkeiten auch bewältigt werden können. So können jeweils Schritt für Schritt „lösbare Probleme" (oder besser „lösbare Aufgaben") konstruiert werden.

Um entscheiden zu können, was die jeweils sinnvollen nächsten kleinen Schritte sein können, sind BeraterInnen unbedingt auf das Feedback ihrer KlientInnen angewiesen. Das Feedback bestimmt jeweils, ob das Angebot der BeraterInnen adäquat war, nicht die BeraterInnen mit ihren guten Absichten („Die Bedeutung der Botschaft bestimmt immer der Empfänger der Botschaft, nicht der Sender").

Sehr nützlich kann es auch wirken, die unklaren Abläufe als unwillkürliche „Quasitranceprozesse" zu beschreiben und dazu einzuladen, sie bewusst zu rekonstruieren. Hierzu kann wieder sehr gut das Realitätskonstruktionsmodell aus Kapitel 6 genutzt werden. Detailliert, wie bei einer „Probleminventur", können die diversen Ebenen von Musterelementen, die zum Problemmuster beitragen könnten, erfragt werden. Dadurch werden einerseits die bisher gerade per Unwillkürlichkeit problemstabilisierenden Prozesse nicht nur erhellt, sondern auch durch mehr Willkürlichkeit relativ geschwächt. Die KlientInnen werden außerdem so wieder gestärkt in ihrer Metaposition und erleben mehr Wahlfreiheit.

c) *Werden keine gewünschten Episoden berichtet*, sollte geprüft werden, welche Schlussfolgerungen daraus gezogen werden sollen. Grundsätzlich denkbar sind dann folgende Möglichkeiten:

- Die KlientInnen sehen dennoch eine direkte Veränderung als möglich an; dann sollte diese angestrebt werden.
- Oder: Es erscheint den KlientInnen noch zweifelhaft, ob Veränderung möglich ist. Dann kann ein Kontraktangebot sinnvoll sein im Sinn eines

gemeinsamen „Forschungsvorhaben“ mit dem Ziel, zu prüfen, ob Veränderung möglich wird, und dann zu entscheiden, wie weiter zu verfahren wäre.

- Oder: Veränderung wird trotz des Wunschs danach eher als unwahrscheinlich angesehen. Dann ist zu empfehlen, diese schwere Situation sehr empathisch zu würdigen, Anteilnahme auszudrücken und anzubieten, ob es sinnvoll sein könnte, sich in der Kooperation mit den BeraterInnen auf Möglichkeiten optimalen Copings (= Umgang mit dem nicht direkt Veränderbaren) zu konzentrieren.
- Oder: Es wird deutlich, dass die KlientInnen die Therapie bzw. Beratung eigentlich nicht sinnvoll finden. Dann wären Würdigung dafür, wie bisher schon mit der schweren Situation umgegangen wurde, angebracht und Anerkennung für die Fähigkeit, sich so klar werden zu können über die Situation und darüber, dass „Sicharrangieren mit dem Problem“ wahrscheinlich wirklich das Beste sein dürfte. Dann aber sollte angeboten werden, unter diesen Umständen die Therapie bzw. Beratung doch zu beenden, um den KlientInnen von ihnen als sinnlos angesehene Maßnahmen zu ersparen.

8.2.4 Vergleiche von Problem- und Lösungsmustern

In der in 8.2.3 beschriebenen Phase wird, wann immer dies die KlientInnen zubilligen, mit Bedacht versucht, nicht die Problemvergangenheit, sondern die Kompetenzvergangenheit zu fokussieren. Das Motiv dafür ist selbstverständlich nicht, die Probleme zu bagatellisieren. Es wird hier auch nicht empfohlen, auf Gespräche über die Probleme so weit als möglich oder gar ganz zu verzichten, wie dies im Konzept von de Shazer der Fall ist (de Shazer 1989, 1990). Die KlientInnen erwarten meist sehr wohl, dass ihre Probleme ausführlich beleuchtet werden, und fühlen sich nicht wertgeschätzt, wenn man das versäumt.

Im hypnosystemischen Ansatz werden systematisch auch Betrachtungen der Problemmuster angeboten. Der Vergleich von Problemmustern mit Lösungsmustern bietet große Vorteile. Da die KlientInnen sich üblicherweise ohnehin im „problemabsorbierten“ Bewusstseinszustand befinden, ermöglicht dieses Problemmuster-Lösungsmuster-Vergleichen ein wesentlich stimmigeres Pacing ihrer Einstellungen und Erwartungen („Man muss doch das Problem verstehen ...“). Außerdem gibt es kaum eine hilfreichere Bildung von

Kontrast, welche die relevanten Elemente eines Lösungsmusters konturiert erhellt, als die zwischen Lösungsmustern und den gegensätzlichen Problemmustern.

Wichtig ist auch: Durch eine Betrachtung der Problemmuster wird verstehbar, welche Glaubenssysteme, Rituale, wichtige Regeln etc. praktiziert werden, wenn man ein solches Muster lebt. Damit werden diese Muster besser gewürdigt, und eventuell wichtige, aber verdeckte Ziele, die durch die Problemmuster erreicht werden sollten, können besser berücksichtigt und mit in die letztlich stimmige Zielentwicklung einbezogen werden. Sinnhaftigkeit und Kompetenz in den Problemmustern können so herausgearbeitet werden. Auch hier wieder kann das Realitätskonstruktionsmodell aus Kapitel 6 als ideale Suchhilfe genutzt werden. Systematisch können alle denkbaren Ebenen von Musterelementen, interaktionelle und internale, wie in einer Bilanz geprüft werden daraufhin, welche Unterschiede in ihnen zu finden sind bezüglich Problem- und Lösungsmuster. Auch dieser systematische Vergleich wirkt wieder an sich schon als wichtige Intervention. Die Problemmuster sind gerade dadurch charakterisiert, dass sie mit einer intensiven Assoziation zu ungewünschten Prozessen und einer deutlichen Dissoziation von gewünschten einhergehen. Die kontinuierlichen Vergleiche zwischen Problem- und Lösungsmustern sind nur möglich, wenn man dabei eine Metaposition einnimmt, die auch eine Auflösung der starken Problemassoziation, also mehr Durchlässigkeit, und eine Vernetzung mit den Lösungsmustern entstehen lässt. So wird schon der Vergleich zur systematischen Intervention im Sinne der Transformation des Problemmusters. Vergleiche können in vielen Variation vorgenommen werden, z. B. durch zirkuläre Fragen, metaphorische Vergleiche, Fragen danach, wie man das Problem verschlimmern könnte, Externalisierungen, Vergleich der Lösungsversuche in Problem- und Lösungsepisoden, vergleichende Systemskulpturen und Choreografien oder dadurch, dass man die Problemmuster beschreiben lässt, als seien sie Teile von genau choreografierten Ritualen (für ausführlichere Darstellungen siehe Schmidt 2004). Da Problemmuster gekennzeichnet sind durch vorherrschende unwillkürliche Prozesse und deshalb „Problemtrancen“ genannt werden können, kann ein solches Vorgehen auch als das Gegenteil einer Tranceinduktion, nämlich als Exduktion aus der Problemtrance bezeichnet werden. (Selbstverständlich wird jede Exduktion auch wieder zu einer Induktion, da sie ja zu einer anderen Erlebnisweise führt).

8.2.5 Bewusst-unbewusst-Dissoziationen, Fokussierung auf intuitives Wissen und körperorientierte Interventionen

Die Probleme werden ja so erlebt, als ob man keinen direkten Einfluss darauf haben würde. Dies gilt speziell für Muster, die man als Sonderform von Sichbeklagenden-Mustern beschreiben kann, nämlich solchen, bei denen man unter ungewollten unwillkürlichen Prozessen im eigenen Inneren leidet, z. B. Panikattacken, Zwängen, Depressionen etc. Das „Ich" erlebt sich dabei als Opfer, nun aber nicht von Tätern von außen, die „Täter" sitzen vielmehr quasi im eigenen Inneren. Hier erweist es sich als sehr nützlich, Interventionen anbieten zu können für den Umgang mit den eigenen unwillkürlichen Prozessen.

Dafür werden oft gezielt Sprachmuster angeboten, die ein gleichzeitig auf mehreren Ebenen wahrgenommenes Erleben („Mehr-Ebenen-Erleben") unterstützen sollen. So kann auf das Gewünschte systematisch und intensiv fokussiert werden, ohne dass dies sich antagonistisch gegen das gerade noch vorherrschende Erleben auswirken müsste. Dafür dienen typischerweise Formulierungen, die ein Sowohl-als-auch anstelle eines Entweder-oder anbieten. Zum Beispiel: „Während Sie hier im Moment noch in Ihrem gewohnten Denken mit allen möglichen, vielleicht sogar Sie bedrängenden Themen beschäftigt sind, und das ist doch ganz in Ordnung, das würde wahrscheinlich jedem Menschen so ergehen, könnten vielleicht schon Ihre intuitiven (oder unbewussten) Wahrnehmungsinstanzen beginnen, Erinnerungen auszuwählen, die hilfreiche Schritte enthalten für Ihre Anliegen, zunächst aber vielleicht noch gar nicht bewusst bemerkbar, oder tauchen auch schon bewusst deutlicher wahrnehmbar erste hilfreiche Ideen auf ...?"

Selbst wenn jemand bisher keinerlei Zugang zu hilfreichen Ressourcen erleben konnte, helfen solche Angebote oft, schnell Zugang zu solchen Erfahrungen zu erleben, wenn man jemand nur achtungsvoll dabei unterstützt, einerseits die bisherigen Sichtweisen beibehalten zu dürfen und gleichzeitig nach Alternativen zu suchen.

Auch hier ist der Fokus auf *intuitives Wissen* sehr nützlich, auf *Instanzen innerer Stimmigkeit*, „somatische Marker" (siehe auch 8.1.1). So kann fokussiert werden auf das, was man „intuitive Kompetenz" oder „kluge intuitive Steuerungsinstanz in uns“ oder „organismisches Wissen“ nennen könnte (Erickson sprach in diesem Zusammenhang immer von „Trust your unconscious mind“ – womit er genau diese Instanzen in uns meinte). Schon diese Art der Fokussierung bewirkt in den meisten Fällen, dass die Menschen, die sich damit beschäftigen (nicht nur die KlientInnen, auch die TherapeutInnen!), gelassener, kraftvoller, zuversichtlicher, selbstbewusster werden. Auch dieses intuitive Erleben kann nachhaltig aktiviert werden, indem man detailliert nach damit assoziierten Sinneselementen (abgeleitet aus dem Modell der Realitätskonstruktion aus Kapitel 6) fragt. Wie in 8.1.1 können dann alle Angebote abgestimmt werden mit der Antwort aus dem Intuitiven, die als Zustimmung oder Ablehnung genutzt werden kann. Dann kann es auch weder für die KlientInnen noch für die TherapeutInnen ein Versagen oder als Unfähigkeit erscheinende „Fehler“ geben, sondern nur jeweils wertvolle Anregungen, die wieder nützlich abgestimmt werden mit der autonomen, klugen intuitiven Antwort.

Die kontinuierliche, quasi rituelle Fokussierung auf das intuitive Wissen wirkt auch als sehr gesundheitsförderliche Musteränderung, denn in unserer Kultur lernen viele Menschen in Sozialisierungsprozessen, ihre intuitiven Signale zu missachten und zu unterdrücken. Genau dies wieder trägt massiv zu den meisten Symptomen, ob z. B. bei Essstörungen, Süchten, Depressionen, psychosomatischen Problemen etc., gelernte Einstellungen bei. Mit unserem Vorgehen kann nun ermutigt werden dazu, wieder dieses intuitive Wissen achtungsvoll zu nutzen, die Symptommuster werden so wie von alleine schon gemildert oder aufgelöst. Dies sollte aber nicht dazu führen, dass kognitive Kompetenzen nun ihrerseits abgewertet und vernachlässigt werden. Vielmehr kann so in besonders wirksamer Weise eine optimale Kooperation zwischen intuitiven und kognitiven Funktionen unterstützt werden. Dies ermöglicht erst die optimale Synergie im jeweiligen System, nur so können alle wertvollen Kompetenzen des Systems optimal genutzt werden.

Die Fokussierung auf intuitive Stimmigkeit kann hervorragend verbunden werden mit Interventionen, die den Körper und die Körperkoordination einbeziehen. Jedes Erleben geht unweigerlich mit einer bestimmten Physiologie einher, zu der auch die Körperkoordination gehört. Sie stellt ein wichtiges Element im jeweiligen unwillkürlichen

Erlebnismuster dar. Musteränderungen können ja auf allen Ebenen der Musterorganisation erfolgen. So könnte es sich als hilfreiche Änderung erweisen, wenn man z. B. die inneren Dialoge oder die inneren „Filme“ ändert, die mit einem Problemerleben assoziiert sind. Solche wichtigen Musterelemente sind aber meist so sehr (jedenfalls mittel- und langfristig) unterhalb der bewussten Wahrnehmungsschwelle angesiedelt (also so von ihr dissoziiert), dass es bewusst lange kaum bemerkt wird, wenn sie schon wieder aktiviert sind. Sie wirken dennoch, wenn sie unterschwellig unwillkürlich aktiviert sind. Außerdem ist es für viele Menschen eher schwierig, Einfluss auf sie zu nehmen. Die Körperkoordination aber ist bewusst schneller beeinflussbar und auch schneller bemerkbar, wenn sie sich ändert. Seit vielen Jahren biete ich deshalb in Therapien und Seminaren (und natürlich im Selbstexperiment) den KlientInnen an, ihre Körperkoordination willkürlich so lange zu verändern, bis ihre intuitive Rückmeldung ihnen mitteilt, dass sie stimmig und hilfreich wirkt und ihre Kompetenzen aktiviert. Dabei zeigt es sich praktisch immer, dass diese zunächst nur willkürliche Änderung der Körperkoordination nach kurzer Zeit zu einer erheblichen Verbesserung der unwillkürlichen Prozesse insgesamt beiträgt. Die Körperkoordination wirkt offenbar als starker Attraktor im Erlebnismuster, sie zieht sozusagen die anderen unwillkürlichen Musterelemente nach sich. Man kann ohne Abstrich sagen: „So wie man geht, geht es einem ...“ Obwohl es zunächst nur ein So-tun-als-ob darstellt, wenn man während eines Symptomerlebens die als zieldienlich erlebte Körperkoordination einnimmt, bewirkt dies nach relativ kurzer Zeit meist schon eine sehr zieldienliche Umschaltung.

Und umgekehrt stellt es eine große Chance dar, wenn man die KlientInnen einlädt, extra, willkürlich einmal (am besten sogar leicht übertrieben) die Körperkoordination einzunehmen, die sonst unwillkürlich mit dem Problemerleben einhergeht. So können sie nämlich schnell mehr willkürlich das Muster wahrnehmen und beeinflussen, welches bisher dissoziiert auf nicht beeinflussbar erscheinender unwillkürlicher Ebene das Problem stabilisierte. Verbinden sie dann auf meine Einladung hin die Bewegung zur Problem-Körper-Koordination mit der hin zur Lösungs-Körper-Koordination, können sie gezielt a) schneller das Problemmuster bemerken und unterbrechen und b) ein neues Transfermuster aufbauen, welches ihnen wirksam hilft, die bisherige Dissoziation zwischen Problemmuster und den hilfreichen Lösungskompetenzen aufzulösen. Ich nenne solche Interventionen gerne „Problemlösungsgymnastik". Sie gehören zu den wirksamsten Interventionen, die ich kenne (sie zeigen auch, dass hypnotherapeutisch orientierte Arbeit keineswegs mit Entspannung, Katalepsie und einseitig nach innen gerichteter Aufmerksamkeit verbunden sein muss). Solche Interventionen wirken dabei intensiv tranceinduzierend, d. h. aber lösungstranceinduzierend. Die vielfältigen, wertvollen Methoden von Skulptur, Konstellations- und Systemchoreografiearbeit gewinnen mit diesen Methoden noch einmal eine äußerst hilfreiche und interessante zusätzliche Dimension.

8.2.6 Probleme und Symptome als kompetente Lösungsversuche mit Preis (Kosten-Nutzen-Analysen) – dialektische Hypnosystemik

Wenn jemand unter Problemen leidet, bewertet er seine damit assoziierten Erlebnismuster meist sehr negativ und als Zeichen von Defizit und Inkompetenz. Damit verbunden sind naturgemäß Zielvorstellungen im Sinne von „Beseitigen" dieser Problemmuster. Gerade solche Zielvorstellungen wirken aber meist besonders problemstabilisierend. Die Vorstellung, dass in den Problemmustern etwas Sinnvolles, z. B. wichtige Anliegen, verborgen liegen könnte, erscheint dann abwegig.

Die Erkenntnis, dass alles Erleben Ergebnis von Aufmerksamkeitsfokussierung ist, wird vielfach in lösungsfokussierenden Konzepten so umgesetzt, dass man nur auf Lösungsmuster fokussiert und, hat man sie entdeckt oder entwickelt, die KlientInnen sehr darin bestärkt, sie umzusetzen. Direkt oder indirekt wird damit aber das bisherige Problemerleben weiter als Defizit behandelt. Oft wird auch, wann immer KlientInnen über wieder aufgetauchte Probleme berichten, schnell umfokussiert durch Fragen wie: „Und wie haben Sie es beim letzten Mal geschafft, da wieder rauszukommen?" Etc. Damit aber wird indirekt signalisiert, dass die Problemmuster weniger der Rede wert sind als die gewünschten Muster. Die Problemmuster sind aber die, in welche zur jeweiligen Problemzeit am meisten Energie fließt, mit denen die KlientInnen also unwillkürlich am meisten identifiziert sind. So wird auch signalisiert, dass ein sehr wichtiger Teil des Lebens der KlientInnen nicht so wichtig genommen wird, was diese oft sehr irritiert. Wenn man so vorgeht, werden aber Lebensprozesse weiter als Problem beschrieben, bewertet und behandelt. Aus realitätskonstruktivistischer Sicht ist dies aber keine Wahrheit. Wenn man die Problemmuster anders beschreibt, bewertet und behandelt, können sie utilisiert werden als wertvolle Kraft und auch als Kompetenz.

Da jedes Erleben oder Verhalten sich nicht nur in dem und auf das Individuum auswirkt, welches es erfährt oder zeigt, sondern immer auch Auswirkungen in Beziehungen hat (auch wenn diese gar nicht selbst gewollt sind), sollten die Auswirkungen sowohl der Problemmuster als auch der Lösungsmuster auf diverse Ebenen von Beziehungen (zu anderen und zu sich selbst) geprüft werden. Lebt man ein Problem, wird man jemand anderer als wenn man eine gewünschte Lösung lebt. Im Problemmuster fühlt man sich meist schwächer, älter oder wesentlich jünger, als man es tatsächlich biologisch ist, auch kleiner, inkompetenter. Dann kommuniziert man auch anders, als wenn man sich gut, stark und kompetent fühlt. Damit gestaltet man Beziehungen anders.

Durch solche Auswirkungsvergleiche ergibt sich oft rasch und überraschend für die Beteiligten, dass ihr Problemverhalten für bestimmte Auswirkungen (Ziele) ganz kompetent war und auch für andere oft sehr positive Wirkung hatte. Insbesondere die Prüfung der Auswirkungen, die die gewünschten Lösungsmuster in den relevanten Beziehungssystemen haben würden (in den Hochrechnungen der Beteiligten), zeigen oft, dass es erhebliche und aus ihrer (bisher vorbewussten) Sicht berechtigte Ambivalenzen den offiziell selbst definierten Zielen gegenüber gibt. So stellt z. B. jemand fest, dass er, wenn ein Problemmuster aktiviert ist, viel mehr an Wünschen anderer erfüllt, sich weniger abgrenzt, andere höher einschätzt als sich oder sich viel mehr in bestimmten Beziehungen bindet als dann, wenn es ihm gut geht. Spielt er dann gedanklich durch, welche Auswirkungen es hätte, wenn er seine Lösungspotenziale dauerhaft und intensiv leben würde, wird ihm deutlich, dass dies gravierende Änderungen seiner Beziehungen mit sich bringen könnte, welche von nahen Bezugspersonen als Belastung oder Gefahr erlebt werden könnten. Dann wird aber deutlich, dass seine vermeintlich so inkompetenten Problemmuster verstanden werden können als Leistung z. B. für Loyalitätsziele, allerdings Leistungen mit hohem (leidvollem) Preis. Die Problemmuster erweisen sich nicht als Unfähigkeit, sondern als Lösungsversuche bei Zwickmühlen, die gerade aktiviert würden, wenn jemand seine potenziellen Kompetenzen leben würde. (Angeregt durch diese Sicht, hat Mücke 2000 sein Buch deshalb mit dem Titel *Probleme sind Lösungen* versehen.) So können sehr wirksame positive Konnotationen entwickelt werden, die wieder die Problemmuster ändern.

Vor allem wird so aber auch meist deutlich, dass die bisher ausgehandelten Aufträge vielleicht zu einseitig waren, weil sie nicht die bisher dissoziierten unterschwelligen Ziele und Bedürfnisse berücksichtigt hatten, die mit dem Problemmuster verbunden waren. Es zeigt sich dann auch, dass die KlientInnen sogar massive Konflikte gerade dann befürchten, wenn sie ihre Potenziale leben würden. So gesehen, erweist es sich als nicht stimmig, zu sagen, jemand habe keine Kompetenzpotenziale gehabt, wenn er sein Problem gelebt hat, man müsste eher sagen, er hat sich aus guten unbewussten Gründen seine Kompetenzen verweigert, um einer Zwickmühle zu entkommen. Seine Ambivalenzen können wieder als Kompetenz behandelt werden.

Daraus ergibt sich dann, dass die bisherigen Aufträge erweitert werden müssen im Sinne einer Balance von Zielen, die bislang als widersprüchlich erlebt wurden. Ich habe dieses Vorgehen einer würdigenden Behandlung der Ambivalenzen als „Ambivalenzcoaching" bezeichnet (Schmidt 2004). Solange diese Balance nicht beachtet wird, entwickeln KlientInnen oft Widerstände gegen eine Kooperation für die bisher offiziellen Ziele, oder „es klappt halt nicht" mit der gewünschten Veränderung (da auf unwillkürlicher Ebene gegengesteuert wird). Auch solcher Widerstand wird dann verstehbar als Kompetenz dafür, diese Balance mehr zu beachten. Er kann dann sogar gewürdigt und sehr konstruktiv utilisiert werden.

Da so (wie auch schon in 8.2.4 beschrieben) die Richtung der hypnotherapeutischen Arbeit ständig oszilliert im dialektischen Spannungsfeld der Pole „Problem" und „gewünschte Lösung", habe ich dieses Vorgehen *dialektische Hypnosystemik* genannt.

8.2.7 Ambivalenzcoaching und neue Zielentwicklung

Sollten sich durch die in 8.2.6 beschriebenen „Kosten-Nutzen-Analysen" Ambivalenzen zeigen, sollten BeraterInnen daraus zumindest das Angebot ableiten, an der Entwicklung neuer, ganzheitlich ausgerichteter Aufträge zu arbeiten, die Lösungen für diese Zwickmühlen berücksichtigen. Dabei lässt sich immer wieder zeigen, dass die bisher als nicht vereinbar angesehenen Ziele (z. B. autonome Entwicklung einerseits und Loyalität andererseits) im Sinne eines Sowohl-als-auch sehr wohl kompatibel gemacht werden können (Modell der „bezogenen Individuation", Stierlin 1980, 1994). Z. B. können hier oft neue Wege der Kommunikation mit anderen Beteiligten entwickelt werden, sodass mit diesen konstruktiver verhandelt werden kann. Oder jemand kann durch die Arbeit mit seinen inneren, bisher zerstrittenen diversen „Seiten" zu kongruenterer Haltung angeregt werden, die ihm hilft, wirksamer für sich einzutreten, dabei aber so, dass auch andere mehr geachtet werden können. (Für ausführlichere Darstellungen von Ambivalenzcoaching siehe Schmidt 2004.) Gerade diese Phase der Therapie und Beratung erweist sich als sehr wichtig für nachhaltig kongruente Entwicklungen.

Dieser Teil des Prozesses kann während der gesamten Dauer der Therapie und Beratung immer wieder relevant werden. TherapeutInnen und BeraterInnen sollten deshalb sehr aufmerksam mit jedem Feedback der KlientInnen umgehen. Zum Beispiel lassen sich „Rückfälle" so verstehen als unwillkürliche Kompetenz, die anzeigen kann, dass jemand im System die Entwicklung als zu schnell ansah oder wichtige Bedürfnisse noch nicht genügend beachtet wurden (Schmidt 1992a, 1996, 2004).

8.2.8 Arten der Musterinterventionen

Interventionen mit dem Ziel der Veränderung von Problemmustern werden immer gestaltet als Maßnahmen der Unterschiedsbildung, d. h. in die bisherigen Verkoppelungen bzw. Verknüpfungen von Erlebniselementen versucht man, Unterschiede oder so genannte Neuinformationen einzuführen.

Neuinformationen sind dabei z. B. möglich auf der Ebene:

1) der Neu-Bewertung: von negativer Definiertem zu als besser Bewertetem (positive Konnotation);

2) der Neubewertung bisher sehr positiv definierter, eventuell gar idealisierter Soll-Werte, d. h., die bisherigen Soll- bzw. Ziel-Werte werden relativiert oder ganz hinterfragt. Der angestrebte Soll-Zustand kann z. B. in seiner Gestaltung verändert werden, man kann die Soll-Werte bzw. Zielvorstellungen relativieren. Sehr oft erweist es sich als

besonders hilfreich, die bisherigen Zielbeschreibungen in kleinere, weniger schwere Maßnahmen zu zerlegen;

3) des Verhaltens: Dies kann z. B. heißen, dass man direkt statt das bisher unerwünschte Verhalten eher teilweise oder ganz das gewünschte Verhalten praktiziert. Ähnliches kann bewirkt werden durch eine erfolgreiche Einladung zu einem Verhalten im Sinne von „Mach einfach irgendetwas anderes als bisher ...";

4) der Kombination von Bedeutungsgebung bzw. Bewertung und Verhalten; z. B. „So-tun-als-ob". Wenn sich jemand z. B. so verhält, als ob etwas Gewünschtes präsent wäre, verändert das für ihn und für andere die bisherigen psychophysiologischen Muster, aus dem „So-tun-als-ob" wird häufig allmählich eine tatsächlich ganzheitlich kongruente Erfahrung;

5) des Suchens nach dritten Wegen zwischen Problem und Lösung. Dabei kann das Problemmuster auch als Lösungsversuch verstanden werden, quasi als Lösung 1, das Lösungsmuster ebenso, als Lösung 2. Man kann dann z. B. suchen nach einer Synthese zwischen beiden oder nach einem Kompromiss (Koexistenz zwischen Lösung 1 und Lösung 2). Oder aber es wird z. B. ganz auf Lösung 1 und Lösung 2 verzichtet und etwas völlig Neues gemacht, das Feld der alten Zielvorstellungen völlig verlassen.

Die Muster lassen sich verändern z. B. i. S. v.:

1) Musterunterbrechung (evtl. Unterlassen der Aktivierung von Elementen). Jemand, der bisher z. B. im Problemmuster bei Konfliktsituationen oder schmerzlichen emotionalen Reaktionen zu einem Suchtmittel griff und/oder in Kneipen oder in die Scene flüchtete, verzichtet darauf (wobei dies unbedingt ergänzt werden müsste durch andere Möglichkeiten, stützend und achtungsvoll mit seinen emotionalen Reaktionen umzugehen);

2) Musterbereicherung (Hinzufügen). Oft sind automatisierte, unbewusst exakt sich wiederholende Verhaltensweisen Teil des Problems. Fügt man da ein neues Element, z. B. nur eine zusätzliche Bewegung oder ein anderes Atemmuster, hinzu, bringt das eine Konfusion in das Problemmuster, die hilft, in gewünschtere Muster umzusteigen;

3) Überladen = Komplexitätserhöhung; Tendenz: Konfusion. Man kann sich zu den üblichen Abläufen zusätzliche Verhaltensweisen ri-

tuell vornehmen, die wieder eine Konfusion des Problemmusters bewirken;

4) „Verrühren von Sequenzen". Dabei versucht man z. B., die Reihenfolge der Ereignisschritte im bisherigen Problemmuster zu verändern (statt wie bisher: zuerst reden, dann handeln – jetzt: z. B. umgekehrte Reihenfolge; etc.).

8.2.9 Auswertungsschritte

In jeder Beratungssitzung immer wieder sollte eine Bilanz des jeweils bisherigen Verlaufs gezogen werden. Die Ergebnisse müssen verwertet werden dafür, daraus Rückschlüsse über den je derzeitigen Stand der Entwicklung und des Auftrags abzuleiten:

- Was heißt das für den Auftrag heute? Kann er so bestehen bleiben? Was sind dann die jeweiligen nächsten kleinen Schritte?
- Oder ist eine Konsolidierungsphase mit Konstanz derzeit besser? (Oft sehr wichtig!)
- Sind Modifikationen des Auftrags sinnvoll?

Immer sollten die TherapeutInnen und BeraterInnen jedes Feedback als ein Zeichen von Entwicklung bewerten. Deshalb sollte immer wieder danach gefragt werden, was sich in der Zeit der Kooperation schon entwickelt hat, wobei jede Information – auch über nicht gewünschte Prozesse – sehr wichtig ist, da sie übersetzt werden kann in Information über wichtige Bedürfnisse, die sich damit melden und so mehr auf dem Feedback beharren können; dessen Botschaften dann auch immer wieder auf die Frage des Auftrags zurückführen; dann je nach Ergebnis entweder die bisher beschriebenen Schritte wiederholen oder aufhören.

Für die Erstellung des Feedbacks bieten sich wieder besonders Skalierungen an.

Wenn Lösungsschritte berichtet werden, ist es anzuraten, darauf immer wieder Bezug zu nehmen.

Lösungsschritte sollten das Zentrum der Aufmerksamkeit werden, also sollte genau erfragt werden, wie sie zustande kamen, wie sie weiter auszubauen wären, wie sie noch leichter erreichbar gemacht werden könnten etc., aber auch, welche Auswirkungen sie haben, denn gerade dadurch erhält man oft Kontakt zu eventuell hemmenden Glaubenssystemen etc.

Sollten keine Fortschritte berichtet werden, ist dies eine besonders wichtige Botschaft, die wertschätzend behandelt werden sollte.

TherapeutInnen und BeraterInnen sollten unbedingt dazu einladen, dass Erklärungen dafür gesucht werden. Aus diesen sollten die Implikationen abgeleitet werden, welche diese Erklärungen für den derzeitigen Auftrag haben können. Auch Implikationen über die von den KlientInnen erwartete Rollenverteilung in der Beratungszusammenarbeit (z. B. wer soll hier was tun, Verantwortung für Änderung etc.) stecken oft darin.

Daraus entstehen eventuell Umdefinitionen des Auftrags, z. B. „Langsamer", „Jetzt noch nicht", im Extrem bis hin zu „Statt Änderung Akzeptieren des Problems trotz Leid oder hoher Kosten, leben lernen damit etc.", jedenfalls solange sich noch nicht genug Motivation und/oder Fähigkeit für Änderungen zeigen. In jedem Fall wären solche Informationen zu utilisieren als wertvolle Botschaften über die Art der Kooperationsbedingungen.

Wenn Fortschritte berichtet werden: Diese sollten sehr „mit Bedeutung geladen", d. h. sehr wichtig genommen werden.

Sofort sollte gefragt werden, ob man empfehlen sollte, mehr davon zu tun, um diese Entwicklung auszubauen. Man sollte aber auch vorsichtshalber gleich wieder nach eventuellen Ambivalenzen fragen (antizipieren).

Dadurch kommen die TherapeutInnen und BeraterInnen aus der Projektion hinaus, ständig die Agenten einseitiger Veränderung zu sein. Wenn Ambivalenzen sichtbar werden, sollten ihre Implikationen für die Ziele und den Auftrag erhellt werden. Oft empfiehlt es sich, „Rückschritte" durchzuspielen, die systemischen Bedingungen für eventuelle „Rückschritte" oder für „Stillstand" (den es ja nicht geben kann!) zu beleuchten, solche Entwicklungen zu proben und so antizipierend aus dem „Es passiert halt" herauszuführen hinein in „Wir haben es gemacht – selbstverantwortlich".

Bei deutlicher Ambivalenz kann es sinnvoll sein, „Rückschritte" oder „Stillstand" positiv zu konnotieren und eventuell sogar vorzuschlagen.

8.2.10 Abschluss

Frühzeitig sollten schon Kriterien so genau als möglich definiert werden dafür, wann man aufhören kann mit der Therapie und Beratung (am besten nicht, wenn 100 % des Problems gelöst sind, sondern vielleicht ca. 60–70 % oder auch 80 %).

Der Abschluss sollte, wenn immer möglich, quasi „zelebriert" werden. Damit werden sowohl die Beiträge der KlientInnen, aber auch die der TherapeutInnen und BeraterInnen angemessen gewürdigt. Und dies ist für zukünftige Entwicklung beiderseits die beste Förderung!

Eine solche Einladung zum Abschluss von Therapie und Beratung ist deshalb sehr sinnvoll, weil der Transfer des gewünschten Erlebens in den Alltag noch nicht dadurch gewährleistet ist, dass es im Beratungskontext entwickelt wurde, denn der Alltag bietet völlig andere Kontextbedingungen. Da alles Lernen, da Gedächtnis und Verhalten aber kontextbezogen geschehen, könnte das gewünschte Erleben im Alltag wieder zurückgedrängt und dissoziiert werden.

Literatur

Antonovsky, A. (1993): Gesundheitsforschung versus Krankheitsforschung. In: A. Franke u. M. Broda (Hrsg.): Psychosomatische Gesundheit. Tübingen (dgvt), S. 3–14.

Arieti, S. (1976): Creativity, the magic synthesis. New York (Basic Books).

Bandler, R. a. J. Grinder (1982): Reframing. Moab (Real People).

Bargh, J. A., M. Chen a. L. Burrows (1996): The Automaticity of social behaviour: direct effects of trait concept and stereotype activation on action. *Journal of Personality and Social Psychology* 71: 230–244.

Bargh, J. A., P. M. Gollwitzer, A. Lee-Chai, A. Barndollar a. R. Trötschel (2001): The automated will: Nonconscious activation and pursuit of behavioral goals. *Journal of Personality and Social Psychology* 81: 1014–1027.

Bateson, G. (1981): Ökologie des Geistes. Frankfurt a. M. (Suhrkamp).

Bateson, G. (1982): Geist und Natur. Eine notwendige Einheit. Frankfurt a. M. (Suhrkamp).

Beahrs, J. O. (1982): Unity and multiplicity: Multilevel consciousness of self-hypnosis, psychiatrie disorder, and mental health. New York (Brunner/Mazel).

Beck, A.T. (1967): Depression: Causes and treatment. Philadelphia (University of Pennsylvania Press).

Bongartz, W. u. B. Bongartz (2000): Hypnosetherapie. Göttingen (Hogrefe).

Bongartz, W., E. Flammer u. R. Schwonke (2002):Die Effektivität der Hypnose: Eine metaanalytische Studie. Psychotherapeut 47 (2): 67–76.

Braid, J. (1846): Die Macht des Geistes über den Körper. Eine experimentelle Untersuchung. In: V. W. Preyer (Hrsg.): James Braid – Der Hypnotismus. Ausgewählte Schriften. Berlin (Praetel).

Brown, G. W, T. Harris (1978): Social origins of depression. A Study of psychiatric disorders in women. London (Tavistock).

Ciompi, L. (1982): Affektlogik. Über die Struktur der Psyche und ihre Entwicklung. Ein Beitrag zur Schizophrenieforschung. Stuttgart (Klett-Cotta).

Csikszentmihalyi, M. (1996): Flow. Das Geheimnis des Glücks. Stuttgart (Klett-Cotta).

Damasio, A. R. (1997): Descartes' Irrtum. Fühlen, Denken und das menschliche Gehirn. München (dtv).

Erickson, M. H. (1954): Pseudo-orientation in time as a hypnotherapeutic procedure. Journal of Clinical and Experimental Hypnosis 2: 261–283. [dt. (1998): Pseudoorientierung in der Zeit als hypnotherapeutische Vorgehensweise. In: E. L. Rossi (Hrsg.): Gesammelte Schriften von Milton H. Erickson. Band VI: Innovative Hypnotherapie II. Heidelberg (Carl-Auer).]

Erickson, M. H. (1964): A hypnotic technique for resistant patients. The patient, the technic, and its rational and field experiments. *American Journal of Clinical Hypnosis* 1: 8–32. [Dt. (1995): Eine hypnotische Technik für Patienten mit Widerstand: Der Patient, die Technik, die Grundlagen und Feldexperimente. In: E. L. Rossi (Hrsg.): Gesammelte Schriften von Milton H. Erickson. Band I: Vom Wesen der Hypnose. Heidelberg (Carl-Auer).]

Erickson, M. H. a. E. L. Rossi (1979): Hypnotherapy: An exploratory casebook. New York (Irvington).

Erickson, M. H. u. E. L. Rossi (1981): Hypnotherapie. Aufbau, Beispiele, Forschungen. München (Pfeiffer).

Erickson, M. H. (1954): Pseudo-orientation in time as a hypnotherapeutic procedure. *Journal of Clinical and Experimental Hypnosis* 2: 261–283. [Dt. (1998): Pseudoorientierung in der Zeit als hypnotherapeutische Vorgehensweise. In: E. L. Rossi (Hrsg.): Gesammelte Schriften von Milton H. Erickson. Band VI: Innovative Hypnotherapie II. Heidelberg (Carl-Auer).]

Festinger, L. (1978): Theorie der kognitiven Dissonanz. Bern (Huber).

Foerster, H. von (1985): Sicht und Einsicht. Wiesbaden/Braunschweig (Vieweg). [Neuaufl. (2005), Heidelberg (Carl-Auer).]

Foerster, H. von (1993): KybernEthik. Berlin (Merve).

Gendlin, E. (1981): Focusing: Technik der Selbsthilfe bei der Lösung persönlicher Probleme. Salzburg (Otto Müller).

Gergen,K. (1996): Das übersättigte Selbst. Heidelberg (Carl-Auer).

Gilligan, S. (1991): Therapeutische Trance. Das Prinzip Kooperation in der Ericksonschen Hypnotherapie. Heidelberg (Carl-Auer).

Goodman, F. (1994): Wo die Geister auf den Winden reiten. Trancereisen und ekstatische Erlebnisse. Freiburg (Bauer).

Grawe, K. (2004): Neuropsychotherapie. Göttingen (Hogrefe).

Grinder, J. u. R. Bandler (1985): Reframing – Ein ökologischer Ansatz in der Psychotherapie. Paderborn (Junfermann).

Guntern, G. (1984): Systemtherapie und die sog. psychosomatische Frage. *Der Kassenarzt* 24: 40 ff.

Hall, A. a. R. Fagen (1956): Definition of systems. In: L. von Bertalanffy a. A. Rappaport (eds.): General Systems Yearbook I. Ann Arbor, MI (Soc. for General Systems Research).

Heidenreich,T., J. Michalak (2003): Achtsamkeit („Mindfulness") als Therapieprinzip in Verhaltenstherapie und Verhaltensmedizin. Verhaltenstherapie 13: 264–274.

Herr, A. (2002): Evaluation der Ergebnisse hypnosystemischer stationärer Psychotherapie in einer psychosomatischen Klinik. Universität Heidelberg (unveröffentl. Diplomarbeit).

Higgins, E. T. (1996): Knowledge activation: Accessibility, applicability, and salience. In: E. T. Higgins a. A. W. Kruglanski (eds.): Social psychology: Handbook of principles.New York (Guilford), p. 133–168.

Hoffman, L. (1982b): Grundlagen der Familientherapie. Hamburg (Isko).

Hofmann, A. (1999): EMDR in der Therapie psychotraumatischer Belastungssyndrome. Stuttgart (Thieme).
Hüther, G. (1998): Bedienungsanleitung für ein menschliches Gehirn. Göttingen (Vandenhoek & Ruprecht).
Hüther, G. (1999): Biologie der Angst. Wie aus Stress Gefühle werden. Göttingen (Vandenhoek & Ruprecht).
Hüther, G. (2000): Evolution der Liebe. Was Darwin bereits ahnte und die Darwinisten nicht wahrhaben wollen. Göttingen (Vandenhoek & Ruprecht).
Hüther, G. (2004): Die Macht der inneren Bilder. Göttingen (Vandenhoek & Ruprecht).
Ito, T. A. a. J. T. Cacioppo (1999): The psychophysiology of utility appraisals. New York (Russel Sage).
Jonas, D. u. A. D. Heyne (1992): Was Alltagsgespräche verraten. Verstehen Sie limbisch? München (Heyne).
Kossak, H. C. (1989): Hypnose. Ein Lehrbuch. München (Psychologie Verlags-Union), 4., vollst. überarb. Aufl. 2004.
Kruse, P. (2004): Next Practise. Erfolgreiches Managen von Instabilität. Offenbach (Gabal).
LaBerge, S. (1987): Hellwach im Traum. Höchste Bewußtheit in tiefem Schlaf. Paderborn (Junfermann).
La Berge, S. (1991): Hellwach im Traum. München (MVG).
Libet, B. (1978): Neuronal vs. Subjective timing for a conscious sensory experience. In: P. A. Buser a. A. Rougeul-Buser (eds.): Cerebral correlates of conscious experience. Amsterdam (Elsevier), p. 69–82.
MacLean, P. D. (1990): The triune brain in evolution. New York (Kluwer/Plenum).
Maturana, H. (1982): Erkennen: Die Organisation und Verkörperung von Wirklichkeit. Braunschweig (Vieweg).
Maturana, H. u. F. Varela (1987): Der Baum der Erkenntnis. Bern/München/Wien (Scherz).
Milzner, G. (2001): Die Poesie der Psychosen. Bonn (Psychiatrie).
Mücke, K. (2000): Probleme sind Lösungen: Systemische Therapie und Beratung – Ein pragmatischer Ansatz. Berlin (Ökosysteme).
Ornstein, R. (1992): Multimind. Paderborn (Junfermann).
Penn, P. (1986): „Feed-Forward" – Vorwärtskopplung: Zukunftsfragen, Zukunftspläne. *Familiendynamik* 11: 206–222.
Radatz, S. (2000): Beratung ohne Ratschlag. Wien (Systemisches Management).
Rauen, C. (2002): Handbuch Coaching. Göttingen (Hogrefe), 2., überarb. und erw. Aufl.
Reddemann, L. (2002) Imagination als heilsame Kraft. Stuttgart (Klett-Cotta).
Reddemann, L. (2004): Psychodynamisch-imaginative Traumatherapie. Stuttgart (Klett-Cotta).
Revenstorf, D. (Hrsg.) (2003) Expertise zur Beurteilung der wissenschaftlichen Evidenz des Psychotherapieverfahrens Hypnotherapie. Universität Tübingen.

Ritterman, M. (1983): Using hypnosis in family therapy. San Francisco (Jossey-Bass).
Rosenberg, M. B. (2001): Gewaltfreie Kommunikation. Aufrichtig und einfühlsam miteinander sprechen. Neue Wege in der Mediation und im Umgang mit Konflikten. Paderborn (Junfermann).
Rossi, E. (1986): The psychobiology of mindbody healing. New York (Norton).
Rossi, E. (2002): The Psychobiology of Gene Expression: Neuroscience and Neurogenesis in Hypnotherapy and the Healing Arts. New York (Norton).
Roth, G. (1995): Das Gehirn und seine Wirklichkeit. Kognitive Neurobiologie und ihre philosophischen Konsequenzen. Frankfurt a. M. (Suhrkamp).
Roth, G. (2001): Fühlen, Denken, Handeln. Wie das Gehirn unser Verhalten steuert. Frankfurt a. M. (Suhrkamp).
Roth, G. (2003): Aus Sicht des Gehirns. Frankfurt a. M. (Suhrkamp).
Roth, G. (2004): In *Focus* 24: 143.
Schlippe, A. von (1995): „Tu, was Du willst". Eine integrative Perspektive auf die systemische Therapie. *Kontext* 26 (1): 19–32.
Schlippe, A. von u. J. Schweitzer (1996): Lehrbuch der systemischen Therapie und Beratung. Göttingen (Vandenhoeck & Ruprecht).
Schmid, B. (1988): Persönliche Mitteilung.
Schmid, G. B. (2000): Tod durch Vorstellungskraft. Das Geheimnis psychogener Todesfälle. Heidelberg (Springer).
Schmidt, G. (1987): Symptome als Trancephänomene. (Unveröffentl. Manuskript für die Ausbildungsteilnehmer in Klinischer Hypnose.)
Schmidt, G. (1992a): Sucht-„Krankheit" und/oder Such(t)-Kompetenzen: Lösungsorientierte systemische Therapiekonzepte für gleichrangig-partnerschaftliche Umgestaltung von „Sucht" in Beziehungs- und Lebensressourcen. In: K. Richelshagen (Hrsg.): Süchte und Systeme. Freiburg (Lambertus), S. 27–71. [Wieder veröffentl. in Schmidt (2004).]
Schmidt, G. (1992b): Trance-Prozesse in größeren Organisationen [Audio-Cassetten]. Heidelberg (Carl-Auer)/Müllheim (Audiotorium Netzwerk).
Schmidt, G. (1993a): Interviews mit der „inneren Familie" und andere metaphorische Begegnungen [Audio-Cassetten]. Müllheim (Audiotorium Netzwerk).
Schmidt, G. (1996): Vom sog. „Rückfall" zur Nutzung von „Ehrenrunden" als wertvoller Informationsquelle. In: K. Richelshagen (Hrsg.): Systemische Suchttherapie. Freiburg (Lambertus). [Wieder veröffentl. in Schmidt (2004).]
Schmidt, G. (2004): Liebesaffären zwischen Problem und Lösung. Hypnosystemisches Arbeiten in schwierigen Kontexten. Heidelberg (Carl-Auer).
Schulz von Thun, F. (1999): Miteinander reden 3. Das „innere Team" und situationsgerechte Kommunikation. Reinbek (Rowohlt).
Schwartz, R. (1997): Systemische Therapie mit der inneren Familie. München (Pfeiffer).

Shazer, S. de (1989): Wege der erfolgreichen Kurztherapie. Stuttgart (Klett-Cotta).
Shazer, S. de (1990): Der Dreh. Überraschende Wendungen und Lösungen in der Kurzzeittherapie. Heidelberg (Carl-Auer).
Shazer, S. de (1994): Das Spiel mit Unterschieden. Heidelberg (Carl-Auer).
Stierlin, H. (1980): Eltern und Kinder: Das Drama von Trennung und Versöhnung. Frankfurt a. M. (Suhrkamp).
Stierlin, H. (1994): Ich und die Anderen. Stuttgart (Klett-Cotta).
Storch, M. u. F. Krause (2002), Selbstmanagement – ressourcenorientiert. Bern (Huber).
Strotzka, H. (Hrsg.) (1984): Der Psychotherapeut im Spannungsfeld der Institutionen. München (Urban & Fischer).
Tholey, P. u. K. Utecht (2000): Schöpferisch träumen. Wie Sie im Schlaf das Leben meistern. Eschborn (Klotz).
Van der Kolk, B. A. a. R. E. Fisler (1995): Dissociation and the perceptual nature of traumatic memories: Review and experimental confirmation. *Journal of Traumatic Stress* 8: 505–525.
Van der Kolk, B. A., J. A. van der Burbridge a. J. Suzuki (1997): The psychobiology of traumatic memory: Clinical implications of neuroimaging studies. In: R. Yehuda a. A. C. McFarlane (eds.): Psychobiology of posttraumatic stress disorder. New York (Academy of Sciences).
Watkins, J. G. u. H. H. Watkins (2003): Ego-States – Theorie und Therapie. Ein Handbuch. Heidelberg (Carl-Auer).
Watzlawick, P., J. Weakland u. R. Fish (1971): Lösungen – Zur Theorie und Praxis menschlichen Wandels. Bern (Huber).
Weakland, J. (1982): Erickson's contribution to the double bind. In: J. Zeig (ed.): Ericksonian approaches to hypnosis and psychotherapy. New York (Brunner/Mazel), p. 163–170.
Weber, G., G. Schmidt u. F. B. Simon (2005): Aufstellungsarbeit revisited. ... nach Hellinger? Heidelberg (Carl-Auer).
Weitzenhoffer, A. M. (1994): Erickson und die Einheit des Hypnotismus. *Hypnose und Kognition* 11 (1/2): 5–19.
Willke, H. (1991): Systemtheorie. Stuttgart (Gustav Fischer).
Wolinsky, S. (1993): Die alltägliche Trance – Heilungsansätze in der Quantenpsychologie. Freiburg (Alf Lüchow).
Yapko, M. (1984): Trancework – An introduction to clinical hypnosis New York (Irvington).
Yapko, M. (1990): Trancework: An Introduction to the practise of clinical hypnosis. New York (Brunner/Mazel).
Yapko, M. (1995): Depression und Hypnose. München (Pfeiffer).